"見える化"医療経済学入門

川渕 孝一 著

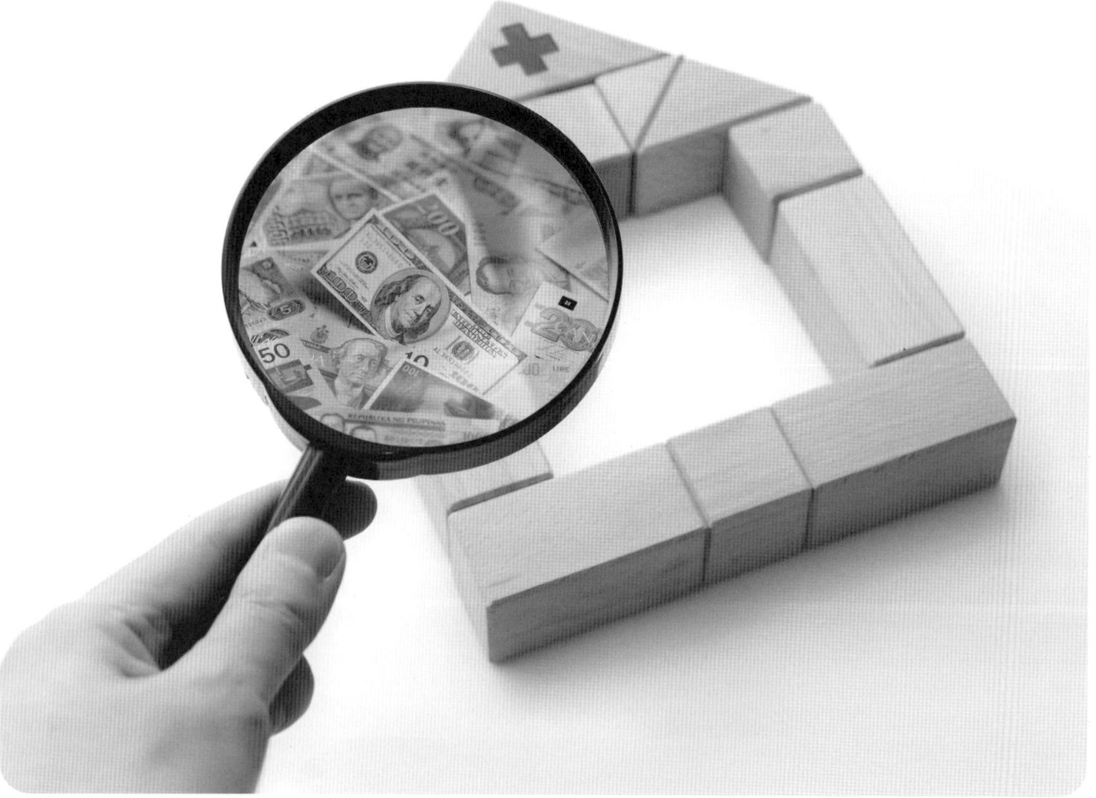

医歯薬出版株式会社

序文

　経済学は数学や物理学と同じく，専門性の高い学問である．事実，経済学者が社会を観察して法則性を発見し数式で表すようになったのは，ニュートン以降の力学の研究スタイルを採り入れたからである．かつては自然科学と経済学の垣根は，いまよりずっと低かった．たとえば19世紀には，太陽の表面に現れる黒点の数と景気を代表する小麦価格との連動性が研究されている．

　それが1980年代に入り，自然科学と社会科学にまたがる"複雑系の科学"とよばれる分野が開拓され，再度接近しつつある．

　しかし，経済学者間で同じ経済現象について意見が対立することがままある．いわゆる"アベノミクス"をめぐっての論争がそうだ．金融緩和と財政出動，そして成長戦略という"3本の矢"で失われた20年が浮揚するという学者もいれば，これによって日本の国債が大暴落して財政赤字は危機的になるという意見もある．

　これに対して自然実験が可能な理系の学問ならば，こういうことはまず起こらない．たとえば物理学では，異論はあっても基本となるニュートン力学や量子力学を無視した議論は相手にされない．同様に医学も経済学よりは専門性が認知されており，そのため心臓外科医が専門外の眼や耳の病の治療法に口出しすることは原則ない．

　このように，学問としていまだ脆弱な経済学だが，今日，"経済的視点"を抜きにして医療を語ることができない．事実，物理経済学や神経経済学など，いわゆるビッグデータやfMRI（機能的磁気共鳴画像法）を使った新しい経済学も登場している．その結果，従来，困難とされてきた"社会実験"も可能になっている．

　しかしながら医療関係者は，経済学にかならずしも精通しているとはいえない．これは医療人が経済学に弱いのではなくて，経済学を学ぶチャンスが少ないからだ．

　そこで本書では，東京医科歯科大学大学院医療経済学分野でこれまで取り組んできた"医療の見える化"から得た知見をベースに具体的な事例を取り上げ，初学者に向けてなるべくわかりやすく医療経済の基本を解説したいと考えている．願わくば，なるべく多くの人びとに読まれることを切に望むものである．

　なお，本書は，2013年10月12日から2014年3月15日までに「医学のあゆみ」に連載した原稿に加筆修正を施したものである．

2014年6月
川渕孝一

"見える化"医療経済学入門

CONTENTS

1. **国民医療費の構造分析** 1
   - ■国民医療費の負担
   - ■国民医療費の分配
   - ■国民医療費の使途

2. **わが国の診療報酬制度の現状と課題** 7
   - ■混合診療禁止の原則
   - ■保険外併用療養費制度
   - ■同一価格の医療サービスの原則
   - ■診療報酬制度の2つの問題点
   - ■分配上の弊害
   - ■加減算の設定
   - ■出来高算定から包括評価へ

3. **後期高齢者に関する医療費分析** 13
   - ■年齢階層別・疾病分類別医療費分析
   - ■75歳以上をもって"老人"!?
   - ■終末期医療費の見える化
   - ■高齢者透析に関する医療経済分析
   - ■透析医療費のミクロ分析
   - ■将来の課題

4. **特定保健指導で医療費は削減できるのか** 21
   - ■惨憺たるMHSプロジェクト
   - ■肯定的な先行研究
   - ■短期的には掘り起し?
   - ■傾向スコアマッチングによる比較
   - ■無作為比較化試験(RCT)による分析
   - ■打ち手は減量指導!?
   - ■メタボ対策の効果は短期的!?

5. **視界ゼロを脱するかDPC/PDPS──今後の政策・運営方針への示唆** 27
   - ■"見える化"できないDPC
   - ■CMIは利用可能か
   - ■在院日数短縮と病床利用率のバランス
   - ■解消すべき2つの課題
   - ■ACGは日本になじむのか

6. **DPC導入と外来抗がん剤治療の変化──1日定額払いによる"外来シフト"はあったのか** 34
   - ■DPCは3段階に逓減する
   - ■度重なるロジックの改定
   - ■外来シフトはあったのか
   - ■外来抗がん治療の3つの課題
   - ■犠牲的精神の現場?

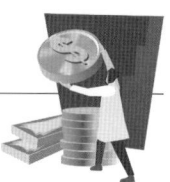

7. "医療の見える化"の現状と課題── P4P は日本になじむか …… 41
- ■求められる"医療の質の向上と効率化"の同時達成
- ■P4P の先行事例
- ■草の根から努めた"病院可視化ネットワーク"
- ■P4P による行動変容はあるのか
- ■病院・医師は変えうるのか
- ■技術革新の検証も!?
- ■質の向上と効率化の同時達成は可能!?
- ■P4P の前に P4R

8. クリニカルパスの普及は何をもたらすか──医療の標準化は可能か …… 47
- ■問題山積の電子パスと解決策
- ■医療安全に向けた可視化の試み
- ■医療事故防止に向けた 2 つの提案
- ■パスに科学的根拠はあるのか
- ■"外来版 DPC"の試み

9. 症例数が多くなると医療成果は向上するのか …… 54
- ■"規模の経済"は働くか
- ■量的効果に関する先行研究
- ■心臓疾患に関する量的効果
- ■2 つのパズル
- ■日本における実証研究から得た知見
- ■歯科医にも量的効果

10. 医師の技術料の国際比較 …… 61
- ■現場から乖離したわが国の技術料
- ■諸外国での動き
- ■見直されたアメリカの技術料
- ■現行の診療報酬は適正か
- ■相関がある 3 つの診療報酬体系
- ■診療報酬と構成要素の関係
- ■望まれる適正な技術料の評価
- ■国際水準の 2.9 倍に及ぶわが国の延べ患者数
- ■最近の動き
- ■診療報酬政策の限界
- ■再考すべき"歯科麻酔医"転用特区

11. いわゆる混合診療は日本になじむか …… 68
- ■3 つの判決
- ■需要・供給の価格弾力性の一考察
- ■歯科にみる社会格差
- ■東京は特殊か
- ■受診時定額負担の功罪
- ■受診抑制は本当に起こるか
- ■いつまで続くか"70 〜 74 歳の窓口負担 1 割"

CONTENTS

12. どこまで公的医療保険で面倒みるか 74
- ■透明性が増した保険収載プロセス
- ■懸案の未収載品の取扱い
- ■"デビルの川"と"死の谷"
- ■基準が曖昧な"昇格"の手続き
- ■粒子線治療は保険収載すべきか
- ■自由放任でいいのか

13. セルフメディケーションの経済学 81
- ■OTC国民調査から得た知見
- ■求められる"Value for Money"
- ■ワクチン行政の現状と課題
- ■世界標準のワクチンに向けて
- ■保険適用されたフランス・ドイツの現状
- ■わが国でもはじまった医療経済分析
- ■PETがん検診施設の効率性

14. うつ病のコスト 88
- ■選択肢が広がった治療法
- ■注目される"入院療法"の有効性
- ■精神科の診療報酬は適正か
- ■割高な入院療法
- ■増大する"負の連鎖"
- ■動き出した国・自治体のうつ対策
- ■高齢者は"場づくり"が有効!?

15. 求められる"救急医療の見える化" 95
- ■いかにリンクさせるか
- ■分析結果
- ■考察
- ■求められる救急医療の可視化
- ■依然としてブラックボックス

16. 地域包括ケアは連携か"範囲の経済"か 100
- ■アメリカのメディカルホームにみる先行事例
- ■リハビリにみる医療・介護の連携!?
- ■大腿骨頸部骨折治療にみる実証研究
- ■主たる知見
- ■経営改善したのか訪問看護ST
- ■"口から食べたい"を支える歯科医師との連携

17. 医療格差の現状と課題 105
- ■保険者による格差
- ■機会の不平等!?
- ■中国の医療格差
- ■タイの皆保険は平等かつ公平か
- ■救世主になるか，少額医療保険

初出目次

> 本書は「医学のあゆみ」に掲載された連載及び特集論文をもとに加筆・修正しています.

初学者のための医療経済学入門（連載；2013年10月12日～2014年3月15日） 巻(号)：頁

序文		247 ② 205
1.	国民医療費の構造分析	247 ② 207
2.	わが国の診療報酬制度の現状と課題	247 ③ 291
3.	後期高齢者に関する医療費分析	247 ④ 362
4.	特定保健指導で医療費は削減できるのか	247 ⑥ 571
5.	視界ゼロを脱するか DPC/PDPS ── 今後の政策・運営方針への示唆	247 ⑦ 634
7.	"医療の見える化" の現状と課題── P4Pは日本になじむか	247 ⑧ 705
8.	クリニカルパスの普及は何をもたらすか──医療の標準化は可能か	247 ⑪ 1179
9.	症例数が多くなると医療成果は向上するのか	247 ⑫⑬ 1253
10.	医師の技術料の国際比較	248 ② 163
11.	いわゆる混合診療は日本になじむか	248 ③ 231
12.	どこまで公的医療保険で面倒みるか	248 ④ 291
13.	セルフメディケーションの経済学	248 ⑥ 473
14.	うつ病のコスト	248 ⑦ 555
15.	求められる "救急医療の見える化"	248 ⑧ 620
16.	地域包括ケアは連携か "範囲の経済" か	248 ⑩ 805
17.	医療格差の現状と課題	248 ⑪ 867

抗がん剤外来治療コンセプトシート2013（第5土曜特集；2013年8月31日） 巻(号)：頁

6.	DPC導入と外来抗がん剤治療の変化──1日定額払いによる "外来シフト" はあったのか	246 ⑨ 613

"見える化" 医療経済学入門　　　第1章

国民医療費の構造分析
Structural analysis of national medical expenditure

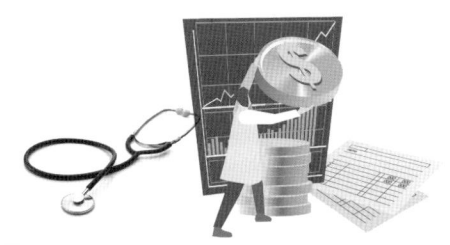

◎国民医療費とは，当該年度内の医療機関などにおける傷病の治療に要する費用を中心に推計したものである．このなかには診療報酬額，薬剤支給額，医療材料のほかに健康保険などで支給される看護費，移送費などが含まれている．ちなみに推計ベースで国民医療費は2010年度に37兆4,202億円となり，国民1人当り29万2,200円だったが，2011年度は30万円を超えている．国民医療費の流れを知るには，"負担" "分配" "使途" という3面分析が有用である．国により医療費の定義はそれぞれ異なるが，OECDヘルスデータによれば，先進諸国の医療費のGDP（Gross Domestic Product；国内総生産）に対する割合（2010年）は，アメリカの17.6％がトップなのに対し日本は9.5％にとどまっている．

Keywords　3面分析，マネーフロー表，不平等，国際比較

　まず，マクロ医療経済学（「サイドメモ1」参照）の中心課題とされる国民医療費の構造分析について述べることにする．

　そもそも国民医療費とは，当該年度内の医療機関などにおける傷病の治療に要する費用を中心に推計したものである．このなかには診療報酬額，薬剤支給額，医療材料のほかに健康保険などで支給される看護費，移送費などが含まれている．しかし，医療費の範囲を傷病の治療費に限っているため，①正常な妊娠や分娩などに要する費用，②健康の維持・増進を目的とした健康診断・予防接種などに要する費用，③固定した身体障害のために必要とする義眼や義肢などの費用，④患者が負担する入院時差額分（室料差額等），⑤歯科差額分などの費用，も計上されていない．

　ちなみに国民医療費は，推計ベースで2010年度に37兆4,202億円となった．国民1人当り29万2,200円だったが，2011年度は30万円を超えている．

　それでは国民医療費は，"誰が支払い" "どこに流れ" "何に使われている" のだろう．

　国民医療費の流れを知るには，国民医療費の3

サイドメモ1

マクロ経済学とミクロ経済学

　一般に経済学は，そのアプローチの仕方によってマクロ経済学とミクロ経済学に分けられる．

　まずマクロ経済学とは，一国全体としての生産量や物価などの経済全体の骨組みを分析する学問である．より詳しくいうと，マクロ経済学では経済全体の労働雇用量，国民総生産，総消費，総投資，総貯蓄などの集計量を経済変数とし，一定のモデルをつくってその変数の相互関係を明らかにする．

　これに対してミクロ経済学とは，個々の経営体の行動および消費者行動，個別の財を分析対象とする学問である．より詳しくいうと，個々の消費者・企業などの経済行動の分析を基礎とし，個々の消費者・企業の活動から導出される需要曲線・供給曲線を用いて経済の仕組みを分析する学問である．ここで留意すべき点は，需要と供給の双方を結びつけるバロメータとして価格が存在するということである．価格には市場で決定される自由価格と，政府が勝手に決めてしまう公定価格が存する．わが国の診療報酬はまさに後者に該当するが，この点については第2章で詳述する．

表 1 国民医療費の3面分析

1. 医療費の制度別内訳(%)

医療保険など給付分(47.8)	協会けんぽ	(11.2)
	健保組合	(8.5)
	船員保険	(0.1)
	共済組合など	(2.8)
	国保	(24.5)
	労災ほか	(1.0)
後期高齢者医療給付分		(31.2)
公費負担医療給付分		(7.0)
患者負担分		(13.4)
軽減特例措置		(0.5)

2. 医療費の財源別内訳(%)

公費医療負担(38.1)	国庫負担	(25.9)
	地方負担	(12.2)
保険料(48.5)	事業主	(20.1)
	被保険者	(28.3)
患者負担分		(12.7)

3. 医療費の支出(分配)別内訳(%)

病院(50.3)	入院	(36.5)
	入院外	(13.9)
一般診療所(23.9)	入院	(1.2)
	入院外	(21.2)
歯科診療所など		(7.0)
調剤薬剤		(16.4)
入院時食事		(2.2)
訪問看護		(0.2)

4. 医療費の使途別内訳(%)

人件費	(47.7)
医薬品費	(22.1)
医療材料費	(6.0)
委託費	(5.0)
経費その他 光熱費, 貸借料, 支払利息など	(19.2)

面分析(表1)が便利である．これは医療サービスをめぐる資金の流れを"負担""分配""使途"という3つの面からみたものである．

国民医療費の負担

まず国民医療費の負担だが，わが国では国民はいずれかの医療保険に加入することになっている．この制度を国民皆保険制度という．わが国の国民皆保険制度は，職域保険と地域保険の2つからなる．職域保険はさらに細分化され，中小企業向けの全国健康保険協会管掌健康保険(通称"協会けんぽ"．2012年3月末現在，加入者数3,488万人)，大手企業が運営する組合健康保険(同2,950万人)，公務員や私学教職員の各種共済組合(同919万人)などから構成される．他方，地域保険は自営業者や農民などを対象とした国民健康保険(同3,520万人)がある．

1. 水平的・垂直的不平等

ここで留意すべきは，わが国では保険者により医療給付の水準が異なり，また保険者の財政力によって保険料率が異なるということである．これを給付と負担の不平等といい，わが国の医療保険制度の大きな特徴であり，問題点ともなっている．

他方，こうした保険とは別に，2008年4月には75歳以上の高齢者および65歳以上75歳未満の障害認定者を対象とする後期高齢者医療制度が創設され，約1,492万人(2012年3月末現在)が被保険者となっている．財源構成は患者負担を除き，公費(約5割)，現役世代からの支援(約4割)のほか，高齢者から広く薄く保険料(1割)を徴収する．この後期高齢者医療制度があるおかげで，高齢者は少ない自己負担で高額な医療サービスを享受できる．すなわち，平等を重んじてきたわが国の医療保険制度が皮肉にも"水平的不平等"を有しているのである("サイドメモ2"参照)．この点につい

ては第17章で詳述する．

しかし，社会保険料で国民医療費がすべて賄われているわけではない．2010年度の国民医療費の資金調達源をみると，各種公的医療保険（健康保険）が全体の48.5％，国・都道府県および市区町村が38.1％を負担し，患者の自己負担が12.7％となっている（表1-2参照）．

2. 医療費の財源

一般に，医療費の財源を何に求めるか，また医療の提供をだれが行うかによって，つぎのような3つのモデルがあるとされる．

① 国営モデル……全国民を対象とする医療費の財源を国の一般的な租税とする一方で，医療提供体制は原則国営とするモデル．
② 社会保険モデル……全国民を対象とする医療費の財源を国民皆保険に求める一方，医療提供体制は公的または私的な所有を組み合わせたモデル．
③ 私保険モデル……全国民を対象とする医療保障制度は存在しないが，国民は勝手に民間保険に加入し，医療の提供体制は原則私的所有とするモデル．

ここで留意すべき点は，わが国は社会保険モデルを原則としつつも，公費割合が高いということである．同じ社会保険方式を導入しているフランスやドイツをみると，原則として公費投入は行われていない．これは国民が支払う社会保険料の割合が高いことによるものである．フランスでは，被用者と雇用者はそれぞれ総賃金の0.75％，13.1％（2010年1月）を社会保険料として支払っている．ほかに雇用者は5.4％の総合福祉拠出金（CSG）が課せられる．また，ドイツでは統一保険料率が15.5％であり，うち14.6％が労使折半，0.9％が被用者負担のみの特別保険料となっている（2010年）．

さらに1995年3月に"全民健康保険（NHI）"という名称の国民皆保険制度を創設した台湾は，"保険者の一元化"を当初から実現したという点で画期的だ．Changらの研究では，人口の約4割にあたる860万人もの無保険者がいなくなったばかりか，高齢者の死亡リスクが平均24％も低くなったという[1]．

これに対してわが国の社会保険料は，先に述べたように厳密には保険者によって異なるが，たとえばおもに中小企業のサラリーマンが加入する協会けんぽでは，平均して総報酬の10.0％（2012年4月より）を被用者と雇用者とで負担している．

3. 医療費の国際比較

このことは裏返せば，フランスやドイツでは国民が医療保障に多くのお金を支払っていることを示す．国により医療費の定義はそれぞれ異なるが，先進諸国の医療費のGDP（Gross Domestic Product；国内総生産）に対する割合（2010年）はアメリカの17.6％がトップ．ついでオランダ12.0％，フランス・ドイツ11.6％，カナダ・スイス11.4％，デンマーク11.1％，オーストラリア11.0％，ポルトガル10.7％，ベルギー10.5％であるのに対し，日本は9.5％にとどまっている（OECD Health

---

サイドメモ2

国民皆保険制度の"水平的不平等"

渡辺亮，橋本英樹が『Social Science & Medicine』[8]に発表した論文"Horizontal inequity in healthcare access under the universal coverage in Japan；1986-2007"によれば，1961年以来，日本の国民皆保険制度は外来，入院，歯科および医薬品を平等に給付していたという．ところが不況により家族が貧困に直面すると，社会保険はすべての人びとに医療を提供するための万能薬ではなくなるとしている．これは日本の全国代表標本調査（"国民生活基礎調査"）の1986～2006の時系列・横断データを用いて行った分析である．とくに医療アクセスの水平的不平等が2000年以降とくに拡大し，高所得層の低所得層と比べた医療利用は徐々に高まってきたという．このような不平等は20～64歳に顕著にみられ，65歳以上では逆に強い水平的平等が維持されていた．不平等拡大の主要因が所得と健康状態であったことから，調査期間中の家計の経済状態の変化と自己負担拡大が水平的平等の低下をもたらしていることを示唆している．

Data, 2012). わが国の医療費は OECD の平均値を上回っているが，必ずしも高水準ではない．

4. アメリカの医療費はなぜ高いのか

それにしてもアメリカの医療費は異常だ．アメリカの医療費がなぜ高いかは諸説あるが，判然としない．そのため，つねに医療改革肯定派と否定派が論争している．たとえば前者は，アメリカの平均寿命が相対的に短いのは医療制度に"問題あり"とする．これに対して後者は，その主因を喫煙，肥満，交通事故死や殺人が多いことに求める．はたしてどちらが正しいのだろうか．Muenningらの研究によれば，前者に軍配が上がった[2]．これはアメリカと他の先進12カ国(日本を含む人口が700万人以上で1人当りGDPがアメリカの60%以上の国々)で男女別に1975～2005年の30年間，比較検討したものである．45歳・65歳人口の15年以上生存率(以下，生存率)および1人当り医療費(購買力平価換算の米ドル表示)を調べた．

指標として平均寿命を用いなかったのは，国による死産の定義の違いが大きな影響を与える可能性があるからだ．注目の結果だが，1975年のアメリカ人の生存率は男女，両年齢とも下位グループであったが，2005年には最下位になっていた．とくに2005年の45歳女性の生存率は"外れ値"といえるほど高くなっていた．そこでつぎに，喫煙，肥満，交通事故死と殺人の影響についても漸次比較検討したが，いずれもアメリカの生存率の低さとは関係なかった．これは医療改革肯定派の主張を支持するものである．

5. 韓国は"反面教師"?

その一方で，公的医療費をけちりすぎた国もある．お隣の韓国だ．国民皆保険制度は1989年に達成され，2000年にはそれまで分立していた全保険者が1本化された[3]．その結果，丁炯先教授(延世大学保健行政学科)によると1977から2007年の30年間で，総医療費に占める家計負担(保険料＋自己負担)割合は87.8%から54.6%に，同自己負担割合は87.2%から38.0%に減少したという[4]．しかし，わが国と同様，病院・診療所の大半は民間セクターであり，患者は受診する医療機関を自由に選択できる．また，いわゆる"混合診療"が全面解禁されているためか給付水準はまだ低く，公費負担割合はいまだに低い(総医療費の20.0%)．加えて政府は診療報酬を厳しくコントロールしているため，総医療費のGDPに対する割合も6.3%(2007年)にとどまっている．

これに対して日本の国民医療費は，このところ年間約数千億円の増加を示している．10年前の2000年度には約30兆1,418億円であったから，この間の平均伸び率は2.18%となる．対国民所得比でみても，2000年度の8.11%から，2010年度には10.71%に増大している．

そのため，わが国は超高齢社会の到来に備えて"医療費のむだ使いの排除"と"医療費に関する安定的な財源確保"の同時達成というジレンマに直面している．とくに，後期高齢者医療給付は国民医療費の約3割を占めており，後期高齢者医療制度への拠出をどうするかが政策課題となっている．

● 国民医療費の分配

国民医療費は各医療機関の請求点数(1点＝10円)に応じて分配されるわけだが，医療費の分配とは医療機関側からみれば，医業収益のシェアを意味する．

1. 国民医療費の内訳

表1-3によると，国民医療費の37兆4,202億円(2012年度推計)のうち，それぞれ病院へ50.3%，一般診療所へ23.9%，歯科診療所へ7.0%，調剤薬局へ16.4%，入院時食事療養費へ2.2%，訪問看護ステーションへ0.2%分配されていることがわかる．

さらに，わが国の一般診療医療費を入院と外来に分けると，入院医療費は37.7%であり，外来医療費は35.1%で，外来のウエイトが欧米に比べて高い．これを診療行為別1日当りの点数(2012年社会医療診療行為別調査)でみると，入院医療費では入院料など(35.8%)がもっとも高く，ついで手術(17.2%)，リハビリテーション(4.9%)，注射(2.4%)などの順になっている．一方，外来医療費

は投薬がもっとも高く(19.4%)，ついで検査(17.3%)，初・再診(16.1%)，処置(9.9%)などの順となっている．

2. 病院と診療所の格差

国民医療費の分配のなかで長期的なトレンドとして注目されるのは，病院のウエイトが高まっていることである．その一方で，診療所(とくに有床診療所)のウエイトは下降の一途をたどっている．具体的には，病院のシェアは継続的に増大し，最低時(1964年度)の47.6%が2010年度には50.3%に増加している．これに対して一般診療所の医療費は1973年度にピークの42.3%に達し，その後36年間にわたってシェアはダウンしている．2010年度には18.4ポイントダウンの23.9%となっている．

背景には，わが国の国民が技術集積度が高く，システム化された病院医療を選好するという"病院志向"がある．こうした患者の(大)病院志向は，わが国だけではなく世界的な趨勢である．これが医療費の高騰の一因ともなっている．

一方，診療所の下降傾向の原因としては，開業医の高齢化があげられる．2000年以降，開業医の平均年齢は60歳前後で推移している．開業医の労働市場に若い医師を引き入れ，"かかりつけ医"として地域医療に根ざさないかぎり，一般診療所のシェアダウンをくい止めることは困難だろう．

● 国民医療費の使途

国民医療費の使途とは，医療機関に流入した医療費の最終的な使い道を示している．このなかで特徴的なのは，つぎの4点である(表1-4)．

1. 約5割を占める人件費率

まず第1の特徴は，人件費率が約5割を占めていることである．製造業においてはこの比率が15%前後であるから，この高人件費率は医療がいかに高度の労働集約型のサービス業であるかを物語るものである．

実際，医療機関で働く人だけで295万1千人に及ぶ．その内訳は，病院190万9千人，一般診療所72万9千人，歯科診療所31万3千人となっている．これに，医療機関以外で働く医療従事者(鍼灸師や柔道整復師など)や医療関連サービス産業に従事している者を加えると，300万人を超える人びとが携わっていることになる．

しかし，給与は職種によってずいぶんバラツキがある．人事院の"民間給与の実態"(2012年)によると，民間医療機関の医師の月給(平均年齢41.2歳)は約100万6千円であるのに対して，看護師(37歳)は34万6千円，薬剤師(36歳)は35万6千円となっている．

また，厚生労働省の賃金構造基本統計調査(2012年)によれば，勤務医の平均年収は11,435千円と高額とされるが，パイロットの11,516千円より低くなっている．これに対して看護師の平均年収は4,709千円となっており，フライト・アテンダント(4,873千円)とほぼ同じ水準となっている．ちなみに准看護師の平均年収は4,023千円で，看護師より17.1ポイント低い．

2. 医薬品の割合が比較的高い

第2の特徴は，医薬品の割合が22.1%と比較的高いことである．実際，医療機関には，これに薬価差益約25%をのせた金額が支払われていたが，この差益が年々縮小している．とくに1992年4月から，薬価については"加重平均値＋一定幅方式(リーズナブルゾーン)"にシフトされた．2000年にはリーズナブルゾーンは2%にまで縮小され，その結果，医療機関は薬価差益依存体質からの脱却を余儀なくされている．

ちなみにアメリカの医療費(国民保健医療費；national health expenditures)の対前年増加率は2009年3.8%，2010年3.9%にとどまり，国民保健医療費勘定が推計された過去51年間でもっとも低かった[5]．種類別にみると，対前年増加率がもっとも低かったのは処方薬の1.2%である．処方薬費の増加率の急速な減速は，①医薬品消費量の増加率の低下，②ジェネリック医薬品使用の継続的増加，③特定のブランド薬の特許保護期間の終了，④新薬上市の減少，および⑤メディケイドによる処方薬の(強制)リベイトの増加によっても

たらされたという.

同様に『OECD医療政策白書』[6]によると,2003〜2008年にはOECD加盟国の医薬品支出の実質伸び率も鈍化しており,総保健医療支出の実質伸び率を下まわった(それぞれ年平均3.1%,4.5%).これは1997〜2005年には,医薬品支出と総保健医療支出の実質伸び率が同水準(3.0%)であった[7]のと対照的だ.

しかし,この指摘には2つの問題がある.ひとつは,欧米諸国では病院医療費が総枠予算制(1日につき,いくらという形)で支払われることから,入院薬剤費を統計上把握することが困難なので,これが含まれていないということである.いまひとつは,そもそも医療費の定義が国によって異なるということである.したがって,分子も分母もその範囲が異なるので,国際比較は慎重に行う必要がある.

3. 外部業者への業務委託のウエイトが低い

第3の特徴は,給食や検査などの業務を外部の業者に委託しているウエイトが5.0%と,意外に低いことである.すなわち医療分野の外注業者の事業規模は約1.9兆円と,いまのところさほど大きくない.しかし今後,病院業務の外注化(アウトソーシング)が進むにつれて,委託費率が増加することが予想される.とくに,財政難に苦しむ自治体病院が積極的に導入しているPFI(Private Finance Initiative)の動向が注目される.

4. 減価償却費の割合が低い

そして第4の特徴はその他のコスト(光熱水費,賃借料などの経費)は19.2%もあるが,そのなかで減価償却費の割合が4〜6%と低いことである.これは,いままで医療機関の設備投資が積極的に行われなかったことを示すものだ.その結果,わが国の病院は,ハード的には"お粗末"なところが多い.これから社会的資本としての医療機関の療養環境の整備が急がれるが,その財源をいかにまかなっていくかも重要な政策課題になるだろう.

文献

1) Chang, S.: *Health Econ.*, **21**:1257-1270, 2012.
2) Muennig, P. A. and Glied, S. A.: *Health Aff.*(Millwood), **29**:2105-2113, 2010.
3) Jeong, H. S. and Niki, R.: *Int. Soc. Secur. Rev.*, **65**:51-73, 2012.
4) Jeong. H. S.: *Health Aff.*(Millwood), **30**:136-144, 2011.
5) Martin, A. B. et al.: *Health Aff.*(Millwood), **31**:208-219, 2012.
6) OECD(小林大高,坂巻弘之訳):第6章"医薬品の償還と価格政策", OECD医療政策白書.明石書店,2011.
7) OECD(坂巻弘之訳):図表でみる世界の医薬品政策.明石書店,2009.
8) Watanabe, R. and Hashimoto, H.: *Soc. Sci. Med.*, **75**:1372-1378, 2012.

* * *

わが国の診療報酬制度の現状と課題
Today's payment system and its issues

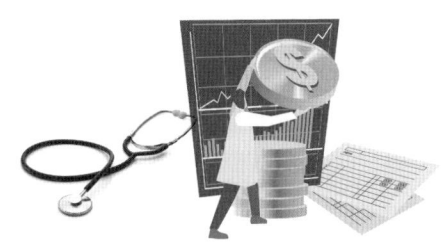

◎わが国の支払方式は，一部，定額払い方式が導入されているが，原則は出来高払い方式である．より具体的には，医療行為ごとに点数を付与し，それによって診療報酬の額を算定する仕組みになっている．また，現物給付制度を採用するわが国の健康保険方式では保険外併用療養費を除いて"混合診療"は原則禁止とされている．つまりわが国の診療報酬は"一物一価"を原則に公定価格となっているわけだが，その結果，①原価からの乖離，②分配上の弊害という大きな構造上の問題を有する．可及的速やかに，「努力する者が報われる」診療報酬体系の構築が望まれる．

Keywords 診療報酬制度，出来高払い方式，一物一価，混合診療，市場の失敗，原価，政府の失敗

第1章の"国民医療費の構造分析"に続き，ミクロの中心課題とされる診療報酬および支払方式について解説する．

わが国の支払方式は，一部，定額払い方式が導入されているが，原則は出来高払い方式である．より具体的には医療行為ごとに点数を付与し，それによって診療報酬の額を算定する仕組みになっている．

各診療行為の評価を示す"診療報酬点数表"〔正確には"健康保険法の規程による療養に要する費用の算定方法"（1958年厚生省告示第177号）〕では，各診療行為を直接金額で評価することをせず，各診療行為の難易度などに応じて点数化している．

つまり基本となる診療行為を基準にして，それと他の診療行為の比率により点数を示したものなのである．そのため，点数を金額にするために，1点をいくらにするか決める必要がある．ちなみに現行の方式は1点＝10円．診療料は"診療報酬点数表"に，薬剤料は"使用薬剤の購入価格"（薬価基準）に，医療材料費は"特定保険医療材料の購入価格"（材料価格基準）に，それぞれ保険請求額が定められている．

● 混合診療禁止の原則

ここで留意すべきは，当該点数表や基準に収載されていない診療・薬剤・医療材料の費用は原則として保険請求はできないということである．換言すれば，一連の診療行為において保険診療の中に一つでも保険外負担を含めると，全部自費になるとされる．

これは現物給付制度における"混合診療禁止原則"とよばれるものだが，興味深いことに，この原則については明文化された法令・通知はない．

しかし，1984年に"特定療養費制度"が導入されたことによりその"反対解釈"，すなわち特定療養費の場合以外はいっさい差額徴収は認めないという解釈が一般化している．

● 保険外併用療養費制度

なお，特定療養費制度は2006年10月以降，保険外併用療養費に移行している（詳細は第12章の

「サイドメモ1」参照).これは特別なサービス(選定療養)や先進医療(評価療養)を受けた場合,療養全体にかかる費用のうち一般の保険診療と共通する基礎部分についてのみ保険給付し,特別なサービスや高度先進医療にかかる費用を患者などの自己負担とする制度である.

現在,選定療養は,①特別の療養環境(差額ベッド),②予約診療,③時間外診療,④大病院の初診,⑤大病院の再診,⑥制限回数を超える医療行為,⑦180日以上の入院,⑧歯科の金合金など,⑨金属床総義歯,⑩小児う蝕の指導管理,の都合10項目が認められている.

他方,評価療養は,①先進医療A・B,②医薬品の治験に係る診療,③医療機器の治験に係る診療,④薬事法承認後で保険収載前の医薬品の使用,⑤薬事法承認後で保険収載前の医療機器の使用,⑥適応外の医薬品の使用,⑦適応外の医療機器の使用の都合7項目が認められている.

このような体系は諸外国の診療報酬にもみられるが,開業医のみならず病院に対してもこうした全国一律の出来高払い方式を採用しているのは世界でもめずらしい.また,財政事情に関係なく"混合診療禁止原則"をかたくなに遵守している点も,わが国の特徴といえるであろう.

同一価格の医療サービスの原則

それではなぜ,わが国の診療報酬が全国一律の公定価格になっているのであろうか.

まず第1に,わが国の診療報酬体系が"患者平等の原則"を大前提とする"一物一価の原則"に基づいて構築されているからである.したがって,国民は,いつ,どこで,どのような医療を受けても同一価格の医療サービスを享受できることになる.そのため,わが国の医療給付は現物給付(療養の給付)を原則とし,現金給付(医療機関の窓口で全額を現金で支払い,あとで保険者からその費用の還付を受ける)が例外的に認められている.

一方,わが国の診療報酬が公定価格になっている理由は,"市場の失敗"が存在する医療界において価格を自由化するとつぎのような4つの弊害が存在するからである.

① 患者は医療の質に関する知識がないので,自らの購入する医療サービスの提供者である

サイドメモ1

材料などの保険適用

"診療報酬点数表"に含まれる医療材料,たとえば,①ガーゼ,脱脂綿,絆創膏,②包帯,③注射器,④縫合糸,⑤ゴム手袋,⑥(検体採取のための)採血管,⑦(経皮的針生検法に使用した)生検針,⑧(処置手術に使用した)シーツ,ドレープ,⑨輸血セット(輸血料に包括),⑩排液バッグ(ドレーン法に包括),⑪ウロガード(留置カテーテル設置に包括),⑫(ギプスに使用した)オルテックス,⑬輸液バッグ(中心静脈注射料に包括),などに要する費用は別途請求できない.

請求しようとする場合は原則として一連の診療すべてを患者の自費負担としなければならない.また,一連の診療を保険診療とするならば,保険適用外の診療・薬剤・材料については無料とするのが原則である.

サイドメモ2

"療養費"

"療養費"として現金給付されるのは,①無医村などで保険医療機関が利用できないなど,やむをえず保険医以外の医師に受診した場合,②柔道整復師による施術,③あんまマッサージ指圧師の施術,④鍼灸師の施術,⑤治療用装具の装着,⑥移送費,⑦生血代,⑧その他などである.

このほか,被用者保険では,①傷病手当金,②出産手当金,③出産費・配偶者出産費,④埋葬費・家族埋葬費,⑤休業手当金,⑥弔慰金,⑦災害見舞金,などが支給される.

これに対して国民健康保険では,①傷病手当金,②出産手当金は任意給付で,現在,傷病手当金を支給している市町村はない."出産育児一時金"および"葬祭費"が法定給付として行われるのみである.

医師および病院が価格を勝手につり上げるおそれがある．
② 価格を自由市場に任せると"お金持ち"しか受けられない医療サービスが出現する．
③ とくに，緊急を要する医療サービスには購入時に効果とコストを比較するといった合理的な判断ができない．
④ 公的医療保険制度の枠組みのなかで，医療サービスの価格を自由価格にすると国民医療費増大の歯止めがきかない．

こうした理由から，わが国の診療報酬は保険外併用療養費を除いて原則として公定価格となっている．その結果として，日本の医療サービスの価格は国際的にみて相対的に廉価になっており，患者およびその家族は一定の恩恵を受けている．

● 診療報酬制度の2つの問題点

このように，わが国の診療報酬体系が全国一律の公定価格となっていることによる長所は大きいが，その一方で，弊害が生じていることも否めない．その弊害とは具体的には，①原価主義からの乖離(診療報酬の金額が実際のコストとかけ離れていること)と，②分配上の弊害(医療費が公平に分配されていないこと)の2つである．

1．原価からの乖離

まず第1に，原価主義からの乖離という現象が起こっている．一般に診療報酬体系には"医療費の分配表"と"医療サービスの価格表"という2つの性格があるとされる．わが国の診療報酬は前者ばかりが強調されたために，現行の診療報酬は診療原価からずいぶん乖離したものになっている．さらに，ここで留意すべきは，何をもって真実の原価(適正な原価)とするかである．

2．実際原価と標準原価

病医院の原価は通常，その消費量および価格の算定基準を異にすることで，"実際原価"と"標準原価"とに区分される．実際原価とは，実際に消費した医療サービスの量をもって計算した原価をいう．これに対して標準原価とは，医療サービスの消費量を科学的・統計的調査に基づいて能率の尺度となるように予定し，かつ，予定価格または正常価格をもって計算した原価をいう．ここで，能率の尺度としての標準とは，クリニカルパスなどの標準が適用される期間における達成されるべき原価の目標を意味する．

それでは，実際原価と標準原価のどちらが"真の原価"なのであろうか．この点については大きな論争がある．実際原価の支持者は標準原価を「仮定の原価にすぎず，客観的に検証できない原価である」と批判する．これに対して標準原価主義の支持者は，「実際原価のなかには意図した能率水準が達成されていれば，発生しなくてもすんだものも含まれているから"真の原価"とはいい難い」と反論する．

3．公的病院と民間病院の比較

たとえば，全国公私病院連盟が2013年6月に行った"病院経営実態調査報告"によれば，民間病院の37.6％，自治体病院の91.2％，公的病院(日赤・済生会・厚生連など)の52.9％は単年度収支で赤字を計上しているとされる．

かりに，各医療機関が計上した医業費用を適正な原価とすれば，わが国の医療機関の70.1％は原価割れを起こしていることになる．しかし，これはおかしい．その理由は，医療機関によって患者1人1日当りの医業費用がかなり異なるからである．具体的には，これは取り扱っている患者の属性の違いによるところが大きいと考える．しかし，その一方で，経営の不効率から生まれる格差も確実に存する．つまり医療資源のむだ使いによるロスも医業費用のなかには含まれているのである．その証拠に，同一銘柄の医薬品や診療材料の購買価格を調べると医療機関によってずいぶんばらつきがある．

また，職種別賃率(従事者1人当りの単位コスト)を調べると，年齢補正を行っても公的病院と民間病院とではかなり格差があることは周知のとおりである．さらに，CTやMRIなどの高額医療機器や手術室の稼動率を調べても，1日につき8時間しかCTが稼動していない病医院があるかと

思えば，朝の7時半から夕方の19時までフル回転で手術室が稼動している病医院もある．

しかし，わが国では医療の標準化が進んでいないので，即刻，標準原価を採用することは困難である．そこで短期的には適正原価として平均原価を採用しつつ，長期的に標準原価を採用する努力が求められる．

● 分配上の弊害

第2の弊害は，全国一律の公定価格が医療費の分配においても不公平・非効率をもたらすという弊害である．それは要素市場(労働市場，材料市場，資本市場など)の価格の動向に対して政府が完全な情報をもっているとはいい難いためだ．いわゆる"政府の失敗"である．しかし，一言で政府の失敗といっても，つぎの2種類がある．

1．利益率の格差

ひとつは現行の診療報酬体系では，医療機関の機能や特質の違いがあまり考慮されないということである．具体的にはつぎのような現象に，その歪みをみることができる．

① 病院に比べて診療所の利益率がきわめて高い．
② 一般病床に比べて療養病床の利益率が相対的に高い．
③ 一般病院といっても専門病院と教育病院とでは利益率がずいぶん異なる．

さらに，つぎの3つの格差も医療機関の機能や特質の違いに関するものである(カッコ内は格差の主要項目を示す)．

・規模別格差(利益率)
・公私間格差(利益率，税率，補助金，給与・賃金水準，設備投資額)
・地域別格差(人件費，物件費，キャピタルコスト，利益率)

こうした問題が内在化したのは，そもそもわが国の診療報酬が小規模なソロ診療(開業医)を想定してつくられたためである．その結果，勤務医や看護師のなかには"朝から晩まで働きづめだが病院の経営は一向によくならない"と愚痴をこぼす者もいる．

これは収入項目は医師のオーダー(指示)によるところが大きいのに対して，費用項目は，①医師のオーダーによるところが大きい変動費(医薬品や診療材料費など)と，②診療に直接関係のない固定費(人件費や経費)という性格の異なる2種類に分けられるからだ．

実際，入院基本料(入院環境料，入院時医学管理料，看護料をひとまとめにしたもの)以外はすべて医師のオーダーがなければ収入にならないのである．そのため，事務職員に要する人件費や医療廃棄物の処理コストも，すべて医師が稼ぎ出す仕組みになっている．つまり現行の診療報酬体系は昨今の改定でチーム医療の重要性が叫ばれたものの，原則として組織医療を前提としたものとはなっていないのだ．

また，公立病院と民間病院を問わずして同一の診療報酬体系となっているのもユニークな点である．これは公立病院と民間病院の診療報酬体系が異なることが多い"世界の常識"からみると，きわめて特異な体系といえる．そのため，公立病院はどのような患者に対してどのような医療を提供しているかに関係なく，原価割れを補助金で穴埋めできるが，民間病院にはこうしたチャンスは少ないという不公平が生じる．実際，医療現場ではこれに地域別格差という弊害が加わって，大都市部における民間病院の不満は頂点に達している．

2．公平な評価の欠如

他方，もうひとつの分配上の弊害は，患者の属性の違いが公平かつ公正に評価されていないというものである．具体的には現行の診療報酬についてつぎのような指摘が多い．

① 診療科間の利益率の格差がきわめて大きい．
② 患者の重症度が考慮されていない．
③ 医療従事者の経験年数や技量の違いによるパフォーマンスの差(患者の満足度・治療率，社会復帰に要する日数など)が十分に反映されていない．

たとえば，2000年4月以降，従来の看護料は入

院基本料に統合された．入院基本料は，一般病棟，療養病棟，精神病棟など，医療機関または病棟の類型別に10種類が設定されていたが，2006年度診療報酬改定では老人診療報酬点数表と医科診療報酬点数表が1本化され，入院基本料は9種類となった．

そのほか，一般病床では従来の看護配置（入院患者数に対する看護職員の雇用人数の対比）により入院基本料1～5まで，入院平均在院日数によりⅠ群（28日以内）とⅡ群（29日以上）の区分が廃止された．改定後は看護職員の実質配置（入院患者数に対する実際に勤務する平均看護職員数の対比）により区分し，7：1，10：1，13：1，15：1の入院基本料，その他の5区分となった．

加減算の設定

なお，初期加算および長期減算は，従来の入院時医学管理料における逓減制の見直しに伴って設けられたものである．14日以内の加算および15～30日以内の加算と，180日以上の減算があったが，2006年の診療報酬改定により180日以上の減算措置が廃止された．

また，看護師比率はそれぞれの基本料に一定の比率の要件を当てはめて，それより高い場合または低い場合には加減算があった．しかし，2006年の改定により15：1看護配置，看護師比率7割以上の場合における12点の看護加算のみは保留されたが，それ以外の看護配置加減算は廃止された．

しかし，看護料が"頭数"によって決まるという点は一向に変わっていない．つまり看護師の経験年数や看護の所要時間，さらには患者の満足度がまったく考慮されていないのである．

また，ここで述べた看護料はあくまでも入院だけであって，原則として外来看護および手術・中央材料室などの看護料について別途算定することは認められていない．つまり全看護師に対する原価（コスト）保証さえ行っていないのである．

このように，一言で"分配上の弊害"といっても，①医療機関の機能や特質と，②患者の属性，の2つからみた歪みが存在する．

出来高算定から包括評価へ

さらに，一般病棟の入院患者については1,585病院（2014年4月現在）に対して，DPC（Diagnosis Procedure Combination；診断群分類）による包括評価が導入されている．ただし，①入院後24時間以内に死亡した患者，②生後7日以内の新生児の死亡，③臓器移植患者の一部（同種心移植，生体部分肝移植，造血幹細胞移植など），④評価療養を受ける患者，⑤一部の特定入院料などの算定対象患者（回復期リハビリテーション病棟入院料，亜急性期入院医療管理料，緩和ケア病棟入院料など），⑥そのほか厚生労働大臣が定める者（あらたに保険収載された手術などを実施する患者，高額薬剤を使用した患者等）は適用外とされている．

その対象も2003年から82の特定機能病院だけに導入されていたものが2006年4月から一般病院に拡大された．

2014年4月現在，DPC対象の疾患分類数は2,873で，うち2,309が包括評価となっている．ただし，すべてが包括評価ではなく，①入院基本料等加算（総合入院体制加算などを除く），②医学管理など（手術前・手術後医学管理料を除く），③リハビリテーション，④精神科専門療法，⑤手術，⑥麻酔，⑦放射線治療，⑧画像診断管理加算，⑨選択的動脈造影カテーテル手技，⑩カテーテル法による諸検査の一部，⑪内視鏡検査，⑫診断穿刺，⑬処置（基本点数1,000点以上のもの），⑭病理診断・判断料，⑮術中迅速病理組織標本作成，⑯無菌製剤処理料，⑰HIV感染症に使用する抗ウイルス薬（HIV感染症治療薬），⑱血友病などに使用する血液凝固因子製剤，⑲慢性腎不全で定期的に実施する人工腎および腹膜灌流，は出来高払いとなっている．

これは，わが国の診療報酬はドクターフィーとホスピタルフィーの区別がはっきりしていないからである．手術料などの技術料部分はドクターフィーとみなして一定の配慮を行ったものであ

る．問題はその評価が妥当かどうかだ．この点については第10章で詳しく述べるが，くしくも，2013年8月に公表された社会保障制度改革国民会議の報告書も診療報酬体系の見直しを提議している．可及的速やかに努力する者が報われる診療報酬体系の構築が望まれる．

＊　　＊　　＊

後期高齢者に関する医療費分析
Analysis on medical expenditure for the elderly aged 75 years old and above

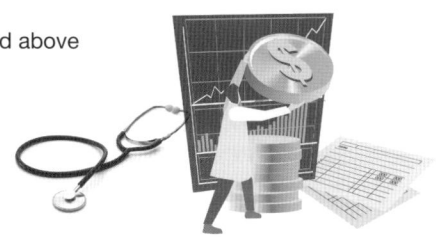

◎わが国は超高齢社会を向かえ後期高齢者の医療費が伸びている．人口構造の変化をみると今後は75歳をもって"お年寄り"とする社会が到来するかもしれない．低経済成長下で，医療費の配分が喫緊の課題になると考えられるが，その疾病特性についてはより熟慮を重ねる必要がある．とくに最近よく話題にのぼる終末期医療費についてはさらなる"見える化"が求められる．その一方で高齢者における糖尿病性腎症が年々増加しており，その伸びをどう適正化するかが今後の政策課題になるだろう．そこで我々は「病院可視化ネットワーク」で回収したDPCデータを使って一定の定量分析を行った．その結果，緊急入院率は加齢とともに高くなる傾向にあるが，かりに緊急入院を回避できれば高齢者においても入院医療費の減少が見込まれることがわかった．とくに腎臓専門医への外来紹介は緊急入院を回避する主たる"打ち手"であることが示唆された．今後はかかりつけ医と専門医が提携して一定の透析前教育を行うことが求められる．

Keywords 後期高齢者，AP-DRG，終末期医療，高齢者透析

第1章と第2章で紹介したように，医療経済にはマクロとミクロが存在するわけだが，今回からはもうすこし掘り下げてわが国の医療界が直面する諸問題の"見える化"を試る．

年齢階層別・疾病分類別医療費分析

まず，国民医療費（一般診療分）を年齢別構成割合でみてみると，75歳以上の者の医療費が12兆4,685億円で全体の33.3％，70歳以上の者の医療費が16兆8,603億円で45.1％を占めている．また，65歳以上の者の医療費は20兆7,176億円で55.4％となっており，全体の医療費の半分を占めている．

ちなみに，これらの医療費（一般診療分）を健常人も含めた，1人当りの医療費でみてみると，15〜44歳の医療費が約7万円，45〜64歳の医療費が約19万円である．これに対して，65歳以上の医療費は，約53万円，70歳以上の医療費は約60万円，75歳以上の医療費では約67万円を要している．今後は高齢者の医療費をどう適正化するかが，マクロ的には喫緊の課題となるだろう．

そこで，つぎに国民医療費（一般診療分）を傷病大分類別に分類し，その占める割合の状況をみてみると，2010年度では循環器系疾患20.8％（5兆6,601億円），新生物12.8％（3兆4,750億円），呼吸器系の疾患7.8％（2兆1,140億円）の順になる．なかでも新生物の伸び率は高く，1980年度から2010年度の30年間で7.9％から12.8％に増加している．そのうち悪性新生物（癌）は6.2％から11.1％と増加しており，これに高血圧性疾患7.0％，脳血管疾患2.7％，糖尿病4.5％を加えた，いわゆる生活習慣病は全体の3割（28.5％）を占めている．おそらく急速な人口の高齢化の進展に伴い，疾病構造も変化したためと考えられる．2008年度から生活習慣病対策として医療保険者を中心とした特定健診・特定保健指導が実施されたのも，このためである．その医療費適正化効果については第4章で詳しく述べる．

そして年齢階級別に疾病分類別の医療費割合を

みると，まず入院は0〜14歳では"周産期に発生した病態"（23.7％），15〜44歳では"精神および行動の障害"（16.5％），45〜64歳では"新生物"（22.9％），65歳以上では"循環器系疾患"（27.4％）の割合が高くなっている．全体では循環器疾患が22.4％を占めて第1位である．

他方，入院外は0〜14歳および15〜44歳では"呼吸器系疾患"，45歳以上では"循環器系疾患"の割合が高くなっている．全体ではここでも循環器疾患が19.0％と入院の場合と同じく第1位となっている．

● 75歳をもって"老人"！？

先般，国立社会保障・人口問題研究所が発表した人口推計は，人口減少と超高齢化の姿を如実に示している．これは2010年の国勢調査をもとに，2040年までの30年間を都道府県別・市区町村別に推計したものである．

2010年と2040年を比較した総人口は全都道府県で減少する．0〜14歳の年少人口，15〜64歳の生産年齢人口は減少を続ける一方，65歳以上の老年人口は一貫して増加傾向を示す．

2040年には全都道府県で65歳以上人口が3割を超え，75歳以上の後期高齢者は47都道府県中40で2割を超える．秋田県は28.4％と3割弱が後期高齢者となり，もっとも割合の低い東京都でも17.4％を占めるようになる．

福島県を除く市区町村別の推計では95.2％の自治体は総人口が減少し，約7割の自治体が2割以上減少することが示された．65歳以上の人口割合が4割以上を占める自治体が2010年に全体の5.2％だったのが2040年には49.7％と半数を占める．5割以上となる自治体も全体の0.5％から9.9％まで増加する．また，75歳以上の人口割合は25％以上の自治体が2010年に全体の4.1％だったのが2040年には50.0％を占めるという．

30年後，後期高齢者が1/4以上を占める自治体が半分になるのは驚きだが，今後は少子高齢社会に対応するための社会保障の整備が急がれる．

なお，高血圧性疾患や虚血性心疾患，脳血管疾患などの循環器系疾患は入院・入院外ともに"45〜64歳"および"65歳以上"を境にその割合が高くなる．65歳未満では"新生物"1兆4,605億円（12.5％）がもっとも多く，65歳以上では"循環器系の疾患"4兆2,668億円（27.4％）でもっとも多いが，腎不全なども8,451億円（男性：4,764億円，女性：3,687億円）と5.4％を占める．しかし，これからの超高齢社会を考えると65歳以上を引き上げ，75歳以上をもってして"お年寄り"とする社会が当たり前になるかもしれない．

その理由は，75歳をすぎると加齢に伴い要介護高齢者の発生率が急激に高くなるからである．実際，虚弱・痴呆・寝たきり老人の年齢階層別人口に占める割合をみると，75〜79歳になると70〜74歳に比べて要介護の発生率が2倍になっている．80歳以上になると発生率はさらに急速に上昇する．また，長期入院・入所者の構成割合をみても後期高齢者は大きなシェアを占めている．具体的には6カ月を超える長期入院の高齢者患者のうち，その約7割は後期高齢者となっている．

75歳以上で線引きする根拠は，アメリカの高齢者医療保険制度（メディケア）において包括払い方式として利用されているDRG（Diagnosis Related Group＝診断群分類）でも証明できる．

サイドメモ1

公費負担医療制度

生活保護法などの公費負担医療制度によって給付される額と地方公共団体単独実施分を含む公費負担分は2010年度に2兆6,353億円に達している．これは実績値を中心にしながら一部分を推計で補ったもの．

その内訳は生活保護法の医療扶助額が1兆5,654億円であり，障害者自立支援法の3,159億円が続いている．その他の7,475億円には児童福祉法・母子保健法・身体障害者福祉法などの法律に基づく医療費と予算措置によって給付される特定疾患と，小児慢性特定疾患の医療費や地方公共団体単独実施分などが含まれている．

表 1　75歳で分割した場合の在院日数の正規性および差の検証(症例数各100以上のDRGについて)

AP-DRG	分類の名称	正規性の有無 75歳以上	正規性の有無 75歳未満	差の有無 検定方法	差の有無 検定結果
1	開頭術, 年齢18歳以上, 外傷除く	○	○	P	○
12	変性神経系疾患	○	×	N	○
14	一過性(脳)虚血発作除く, 特異性脳血管疾患	×	×	N	○
15	一過性虚血発作および脳実質外(動脈)狭塞	○	×	N	○
25	合併症を伴わない, 発作(痙攣)および頭痛, 年齢18歳以上	○	×	N	○
39	硝子体切除を伴う, または伴わない, レンズの処置	×	×	N	×
42	網膜, 虹彩, レンズなどを除く, 眼内処置	○	×	N	○
47	合併症を伴わない, その他の眼疾患, 年齢18歳以上	×	×	N	×
65	平衡障害	○	×	N	○
69	合併症を伴わない, 中耳炎および上気道感染, 年齢18歳以上	×	×	N	○
80	合併症を伴わない, 呼吸器系の感染および炎症, 年齢18歳以上	○	○	P	×
82	呼吸器系の新生物	×	×	N	○
87	肺水腫および呼吸不全	○	○	P	×
88	慢性閉塞性肺疾患	○	×	N	○
89	合併症を伴う, 単純肺炎および胸膜炎, 年齢18歳以上	×	×	N	○
90	合併症を伴わない, 単純肺炎および胸膜炎, 年齢18歳以上	×	×	N	○
96	合併症を伴う, 気管支炎および喘息, 年齢18歳以上	○	○	P	○
97	合併症を伴わない, 気管支炎および喘息, 年齢18歳以上	×	×	N	○
122	急性心筋梗塞を伴う, 循環系疾患, 心血管合併症を伴わないもの, 退院	×	×	N	○
125	急性心筋梗塞を除く循環系疾患, 複合診断を伴わない, 心カテーテルを伴うもの	×	×	N	○
127	心不全およびショック	×	×	N	×
131	合併症を伴わない, 末梢血管疾患	○	×	N	○
133	合併症を伴わない, アテローム硬化	×	×	N	○
134	高血圧	○	○	P	×
138	合併症を伴う, 心臓不整脈および伝導障害	○	○	P	○
139	合併症を伴わない, 心臓不整脈および伝導障害	○	○	P	○
140	狭心症	×	×	N	○
148	合併症を伴う, 小腸および大腸の主要処置	○	×	N	×
149	合併症を伴わない, 小腸および大腸の主要処置	×	×	N	○
154	合併症を伴う, 胃, 食道, 十二指腸処置, 年齢18歳以上	×	○	N	○
155	合併症を伴わない, 胃, 食道, 十二指腸処置, 年齢18歳以上	×	×	N	○
162	合併症を伴わない, 鼠径および大腿ヘルニア処置, 年齢18歳以上	×	×	N	○
172	合併症を伴う, 消化器系の悪性腫瘍	○	×	N	×
173	合併症を伴わない, 消化器系の悪性腫瘍	○	×	N	○
175	合併症を伴わない, 胃腸管出血	○	×	N	×
178	合併症を伴わない, 非併発性消化性潰瘍	○	×	N	○
180	合併症を伴う, 消化管閉塞	○	○	P	○
181	合併症を伴わない, 消化管閉塞	○	×	N	○
182	合併症を伴う, 食道炎, 胃腸炎, およびその他の消化器系疾患, 年齢18歳以上	○	○	P	○
183	合併症を伴わない, 食道炎, 胃腸炎, その他の消化器系疾患, 年齢18歳以上	×	×	N	○

表 1 つづき

AP-DRG	分類の名称	正規性の有無 75歳以上	正規性の有無 75歳未満	差の有無 検定方法	差の有無 検定結果
188	合併症を伴う，その他の消化器系の診断，年齢18歳以上	○	×	N	×
189	合併症を伴わない，その他の消化器系の診断，年齢18歳以上	×	×	N	○
194	総胆管切開を伴う，または伴わない，胆嚢切除のみを除く，胆道処置，合併症を伴わないもの	○	×	N	×
202	肝硬変およびアルコール性肝炎	○	×	N	○
203	肝胆管系または膵の悪性腫瘍	○	×	N	○

○：あり×：なし．
P：パラメトリック検定，N：ノン・パラメトリック検定．

表1はアメリカで広く使用されているAP-DRG（All-Patient DRG＝641分類）を使って，75歳以上の患者と75歳未満の患者の在院日数に差があるかどうかを統計的に検証したものである．原データに正規性がなかったので対数変換を試みたところ，症例数が100以上を有する79のDRGのうち，都合51のDRGについて在院日数に有意差があることが確認された．つまり75歳を超えると加齢に伴って在院日数が長くなるのだ．

終末期医療費の見える化

事実，社会保障・税の一体改革では後期高齢者の医療費が若年者に比べて高いことから，終末期医療費が争点となっている．しかし，本当にそうなのだろうか．

本分野の"病院可視化ネットワーク"で入手したDPC（Diagnosis Procedure Combination）データで検証したところ，つぎのような知見を得た．DPCデータは第2章で紹介したが，急性期入院医療を対象とした診断群分類別包括支払制度（PDPS＝Per Diem Payment System）に利用されたデータで，そのなかには患者臨床情報や診療行為内容，さらには入院医療費などが含まれる．

より具体的には，実際に入院した患者を75歳以上と75歳未満，さらに死亡・生存退院に分けて差の検定を行った．その結果，脳梗塞の一入院当り医療費は後期高齢者のほうが高いが，肺の悪性腫瘍や急性心筋梗塞・再発性心筋梗塞はむしろ後期高齢者のほうが低いことがわかった．

ちなみに，後期高齢者にのみ着目すると，肺の悪性腫瘍，脳梗塞の死亡症例は医療費が高いが，急性心筋梗塞，再発性心筋梗塞ではむしろ生存症例のほうが医療費は高かった．

つまりDPC適用患者に限定すると"後期高齢者だから終末期医療費が高い"という仮説はあやしいということになる．おそらく，これに外来・在宅医療費を加えると，両者は逆転するかもしれないが，今一度，実証データを使って"お年寄りの医療はどうあるべきか"を考え直してはどうか．

事実，アメリカでも病院の救急外来（診療部）受診は高額な終末期医療の要因であり，しかも患者及びその家族の重荷だとされる．そこで，Smithらは1992〜2006年に行われた高齢者縦断調査（"健康・退職調査"）の個票データとメディケア医療費請求データとを照合して，65歳以上の高齢者の死亡月の救急外来受診の実態を調査した[1]．その結果，死亡者総数4,518人のうち，51％が死亡月に救急外来を受診しており，75％が死亡前6カ月に救急外来を受診していた．驚くなかれ，41％が死亡前6カ月に救急外来を2度以上受診していたという．死亡月に救急外来を受診した高齢者のうち77％がそのまま入院し，入院した高齢者のうち68％が病院で死亡していた．それと対照的に，死亡前に最低1カ月間ホスピスを利用した高齢者では死亡月にほとんど救急外来を受診しなかっ

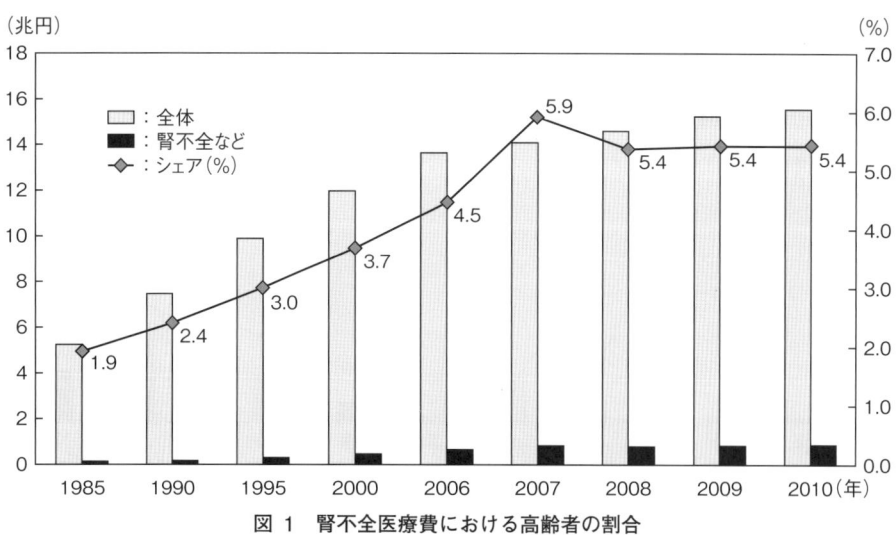

図 1　腎不全医療費における高齢者の割合

た．これは患者と家族に死の準備と早期のホスピス利用を推奨する政策が終末期における救急外来受診を予防することを示唆するものである．

　実際，こうした研究に触発されてか，わが国も保険者別医療費分析を開始した．厚労省の2011年度医療給付実態調査報告によると，加入者のうち，12年3月の1カ月間に一度でも医療機関にかかった人の割合は"後期医療"では86.7％，74歳以下の高齢者が多い"国民健康保険（国保）"で55.5％，中小企業の従業員らが入る"全国健康保険協会管掌健保（協会けんぽ）"で47.2％，大企業の従業員らの"組合健保"で46.7％だったという．"後期医療"では43％が1カ所の医療機関に，27％が2カ所，11.4％が3カ所，3.8％が4カ所以上にそれぞれかかっていた．これは単なる複数受診なのか"はしご受診"なのかよくわからないが，"後期医療"が"組合健保"の3.35倍になっているとは驚きだ．今後は疾患特性も考慮に入れて，より精緻な分析が求められる．

● 高齢者透析に関する医療経済分析

　なかでも腎不全を有する高齢者のシェアが年々増加していることは留意すべきである．図1はその経年変化を示したものだが，1985年は1.9％だったのが1990年には2.4％に上昇した．1995年には，用語が"腎炎ネフローゼおよび腎不全"から"糸球体疾患，腎尿細管間質性疾患および腎不全"に変更されたこともあって3.0％にまで上昇している．その後，この比率は2000年に3.7％となり，2006年（4.5％），2007年（5.9％）と遙増したが，2008年以降は5.4％で高止まりしている．

　他方，後期高齢者に該当する75歳以上は再掲データを取りはじめた2000年に3.1％だったのが，2006年には3.8％，2007年には4.8％と上昇し，2008年には4.3％と下がるも2009年は4.5％，2010年では4.7％と上昇している．一方，75歳以上の糖尿病医療費は07年に4.2％だったのが，2008年には4.5％と上昇するも，2009年と2010年は4.3％，と横這いとなっている．

● 透析医療費のミクロ分析

　それでは伸びる透析医療費の適正化は不可能なのだろうか．

　1. DPCによる透析入院医療費の分析

　図2をみると通院が中心の透析医療であるが，加齢とともに入院の比率が高くなることがわかる．具体的には65歳未満までは10％前後で推移しているが，65歳を超えると17.7％，75歳を超え

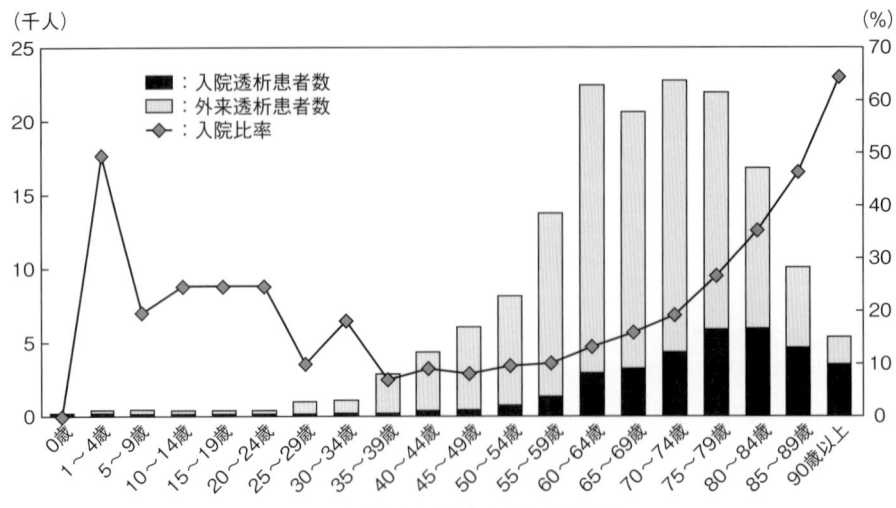

図2 年齢層別透析患者数と入院比率
（ただし宮城県の石巻医療圏，気仙沼医療圏および福島県を除いた数値．）

サイドメモ2

透析前教育の効果

緊急入院を回避するための透析前教育は若年者に顕著な効果を示す反面，高齢者には相対的に見込めないとの文献[4]があるが現実はそうでもないようだ．実際，緊急入院となる要因の特定とその要因間の影響を比較するために，2項ロジスティック回帰分析（二値の変数と多様な調査項目の関連性をみる解析）を行ったところ，腎臓専門医への外来紹介を促進すれば緊急入院を回避できることがわかった．

65歳未満を基準としたとき65歳以上75歳未満は1.431倍，75歳以上は2.319倍も緊急入院につながりやすい．緊急入院に対する加齢の影響は先行研究の結果と合致したが，年齢群以外でも一定の有意差があった．具体的には一定の紹介があると0.671倍に抑えられ，外来からの入院ならば0.282倍となった．その一方で，救急車搬送では29.809倍，虚血性心疾患を合併する場合は1.897倍，心不全を合併する場合は1.611倍となった．心血管疾患の診断の遅れが慢性腎臓病を悪化させ，緊急入院率を高くし，入院医療費を割高にすると考えられる．そのためには次の第4章で述べる特定健診・保健指導を充実させ，かかりつけ医と循環器医などの専門医が連携して早期に生活習慣病対策を行うことが求められる．

ると29.3％となる．先行研究によれば，入院医療費は高齢者医療の負担となっているといわれている[2]．とくに緊急入院を要する透析患者では追加的な診療行為（酸素吸入や心電図モニター装着など）が発生するため，入院医療費が割高になると考えられている[3]が，本当にそうだろうか．

なお，ここで用いたデータも東京医科歯科大学大学院医療経済学分野が2006年5月から2010年2月までに都合79病院から回収したDPCデータである．具体的には慢性腎臓病（"慢性腎炎症候群，慢性間質性腎炎・慢性腎不全"）で入院し，かつ腹膜灌流を実施した1,210症例を使用した．年齢については，便宜上，①65歳未満，②65歳以上75歳未満，③75歳以上に分類した（以下，年齢群という）．その内訳は65歳未満が705症例（58.3％），65歳以上75歳未満が271症例（22.4％），75歳以上が234症例（19.3％）であった．

2．おもな知見

まず，透析患者の緊急入院率が加齢とともに高くなるかを検証するためにカイ2乗検定を行ったところ，年齢群間に一定の有意差が認められた（表2）．

つぎに，かりに緊急入院した場合，入院医療費ははたして割高になるかを検証した．その結果，

表 2　カイ2乗検定の結果

	入院全体(n=1,210)		予定入院(n=650)		緊急入院(n=560)		有意確率 p
	n	(%)	n	(%)	n	(%)	
65歳未満	705	(58.3)	426	(60.4)	279	(39.6)	0.000**
65歳以上75歳未満	271	(22.4)	140	(51.7)	131	(48.3)	
75歳以上	234	(19.3)	84	(35.9)	150	(64.1)	

カイ2乗検定を実施.
**：$p<0.01$.

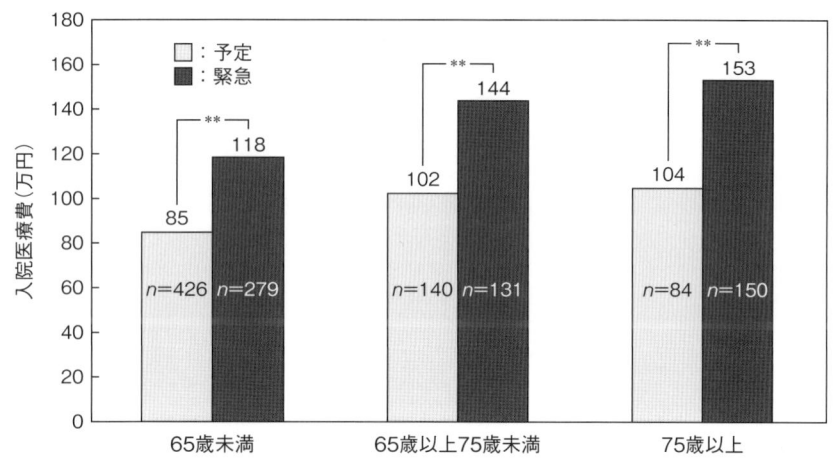

図 3　年齢群別にみた予定・緊急別入院医療費の比較
入院医療費を対数変換後，t 検定を実施.
**：$p<0.01$.

65歳未満の医療費は緊急入院が118万円であるのに対し予定入院は85万円であり，差は33万円であった．これに対して，65歳以上75歳未満では緊急入院144万円に対し予定入院102万円であり，差は42万円と格差が拡がった．さらに，75歳以上では緊急入院153万円に対し予定入院104万円であり，差は49万円となった．入院医療費の差は加齢とともに大きくなる傾向にあり，まさに，緊急入院をいかにコントロールするかが医療経済上の優先課題といえる．事実，対数変換後の入院医療費について，予定入院と緊急入院の差を年齢群別にみたところ，有意差が認められた（図3）．緊急入院すると入院医療費が高くなる傾向は高齢者にも当てはまることがわかった．

将来の課題

以上，本章では高齢者，とくに"75歳以上のお年寄り"の医療費を多面的に分析した．超高齢社会を迎えるわが国にあって高齢者，なかでも透析医療費をどう適正化するかは，今後，喫緊のテーマになるだろう．とくに透析医療が多くを負う医療扶助費は1兆5,701億円（入院57.2%，外来27.3%，調剤15.5%）に達しており，低経済成長下で早晩，その総額管理が政策課題となることが予想される．

くしくも日本透析医学会の「わが国の慢性透析療法の現況（2010年12月末現在）」によると，透析導入患者は2年連続で減少しているという[5]．ポイントはその要因だが，日本透析医学会によれば，"降圧薬など治療薬の普及や健診などでの検

査が早期発見・治療につながっているとみられる．今後の継続調査によって変わる要素があるにしても導入患者の増加一辺倒の傾向に変化が出てきた"としている[6]．透析患者の医療費は年間500万円ともいわれ，一部の国では高齢者透析の保険適用を制限しているが，このまま減少傾向が続けば，わが国ではその必要がないかもしれない．高齢患者における透析医療の給付制限が俎上に上る前によりいっそうの医療費適正化が求められる．

文献

1) Smith, A. K. et al.: *Health Affairs*, **31**:1277-1285, 2012.
2) Inaguma, D. et al.: Effect of an educational program on the predialysis period for patients with chronic. *Clin. Exp. Nephrol.* **10**:274-278, 2006.
3) 池田優紀子:透析ケア, **16**:858-861, 2010.
4) Klang, B.: *J. Adv. Nurs.*, **28**:36-44, 1998.
5) 日本透析医学会:わが国の慢性透析療法の現況（2010年12月31日現在），2011.
6) 社団法人日本腎臓学会:エビデンスに基づくCKD診療ガイドライン，2009.

* * *

特定保健指導で医療費は削減できるのか
Can specific counseling guidance reduce medical expenditure?

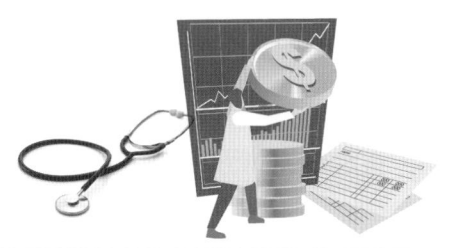

◎ "予防に勝る良薬なし"といわれるが，疾病管理の経済評価はあまりなされていない．そこで特定保健指導が医療費に及ぼす効果に関して検討したところ，体重の増減，保健指導参加の有無がその後の医療費に一定の影響を及ぼすことが示唆された．より具体的には，体重減少に一定の医療費削減効果があることが判明した．さらに，保健指導の生活習慣病医療費低減効果は完了後1年間がもっとも高く，同一のリスク判定の未参加者と比較して2,310円/年(±595円)低いこともわかった．しかし，その効果は短期的で2～3年たつと低くなり，4年後には統計的有意差はなかった．実際，特定健診を保険者に義務づける一方でがん検診を自治体の任意としたことで受診率が低下したとされる．今後は，がん検診にワクチン政策も含めた総合的な予防医療戦略が求められる．

Keywords 疾病管理，特定健診・保健指導，無作為比較化試験，傾向スコアマッチング，医療費削減効果

"予防に勝る良薬なし"といわれて久しいが，疾病管理の経済評価はあまりなされてこなかった．そうしたなかで，2011年度に対GDP比医療費が17.7%に達し，その伸びが止まらないアメリカで興味深い社会実験が行われている．アメリカ連邦議会で制定されたMedicare Coordinated Care Demonstration(MCCD)だ．

MCCDとは2002年の初頭に，アメリカの厚生労働省たるCMS(Center for Medicare and Medicaid Services)が開始した都合15のモデル事業である．特筆すべきは，同事業では加入者を働きかけが行われる介入群と行われない対照群にランダムに分ける無作為比較化試験を採用している点だ．また，プログラムの運営費として，それぞれの内容に応じて加入者一人当り毎月50～444ドル(平均で196ドル)がCMSより支払われている．

肝心の研究結果だが，直近の25カ月間についてメディケアの医療費を総じてみると，どのプログラムにおいても月ごとの医療費削減効果はなかったという．

なお，入院率においても対照群に比べて介入群のほうが有意に低かったプログラムはひとつしかなかった．さらに，総医療費から健診・指導料にかかる費用を差し引いた純医療費が減少した事業は皆無であった．この点については東西の洋を問わず当局のコメントはいつも慎重だ．①期間を延長してフォローアップしてみた場合，また，②母集団を大きくすれば，一定の効果がみられる可能性があると言及している．

● 惨憺たるMHSプロジェクト

同様に疾病管理ビジネスの評価も否定的なものが多い．その代表例がMedicare Health Support(MHS)によるプロジェクトである．同事業はポピレーション型の疾病管理を"生業(なりわい)"とする事業者が特定の重症慢性疾患のメディケア加入者全員(10,000人以上)を対象にスタートしたものだ．しかし，その結果は惨憺たるもので当初名乗りを上げた9つのプログラムのうち，4つは中途撤退している．残る5つについても，プログラムにかかるコストを上まわるだけの十分な医療

費削減効果はないとの見解が当局から発表された．（詳細は http://www.cms.hhs.gov/CCIP/downloads/EOP-Fact-Sheet-FINAL-012808.pdf）．

● 肯定的な先行研究

他方，予防の効果については肯定的なものもある．たとえば Pritchard ら（1999）は，オーストラリアで行われた肥満対策指導の効果を検証している[1]．被験者（270 名：25〜65 歳）は 3 つの群（①指導を行わないグループ，②栄養士が指導を行うグループ，そして，③医師と栄養士が指導を行うグループ）に分類され，一年間の変化を計測している．その結果，②および③群のうち，指導プログラムを最後まで完了した被験者において有意な体重・血圧・HbA1c の低下が認められている．減量効果は，医師・栄養士ともに指導を行った③群がもっとも高い．ただし，1 kg の減量のためにプログラムで要した費用の点では，栄養士のみが指導を行ったグループがもっとも費用対効果が高いという結果になっている．

第 2 に JAMA（2001）では，アメリカで行われた健康増進プログラムの効果を検証している[2]．被験者（874 名：35〜75 歳）を 3 つの群［①Advice（平均接触回数約 3 回）を行うグループ，②Assistance（回数約 22 回）を行うグループ，そして③Counseling（回数約 40 回）を行うグループ］に分類し，一年間の変化（最大酸素摂取量の変化）を計測している．その結果，②および③群は，それぞれ①群と比べて高い増加がみられた．またこの結果は女性の被験者において男性よりも有意に高い効果を示している．

そして第 3 に Grandes ら（2008）は，スペインの被験者（4,313 名：20〜80 歳）に対し運動習慣への意識調査を行い，被験者のどのような特性が生活習慣の改善に影響しているかを検証している[3]．その結果，年齢（50 歳まで），教育水準や職能の高さが生活改善の意識と有意にかかわっていること

サイドメモ 1

疾病予防の ROI

疾病管理が一種の"ビジネス"となっているアメリカでは，その ROI（Return on Investment＝投資対効果）に関する研究も活発である．たとえば Goetzel らは，医療費削減効果について過去に何らかの研究が行われているとされる，①喘息，②うっ血性心不全，③糖尿病，④うつ病，ならびに，⑤多リスク疾患の 5 つについて文献検索を行っている[10]．

注目されるのはその検索結果であるが，①経済的効果について一定の記述があり，②プラスの ROI となりうる論文は全部で 44 本あったという．

そのうち，うっ血性心不全については，一定の健康投資金額を上まわる医療費削減効果を実現できる可能性があることがわかった．

これに対して喘息，糖尿病，ならびにうつを対象としたプログラムについては結論が一定ではない．たとえば，糖尿病予備軍とされた人を対象とした大規模な予防プログラムでは，すくなくとも短期間の場合，投資が効果を上まわる可能性がある．ひるがえって，糖尿病をすでに発症した患者に対する疾病管理では，医療費削減効果が生じて ROI もプラスになる可能性があるが，そのように結論付けられるほど十分な数の研究はないという．

喘息患者向けのプログラムのなかにはプラスの ROI を達成できたものもあったが，その結果は不安定でかならずしも一貫していなかった．また，うつを対象としたプログラムでは薬剤投与および精神療法を主体としたどれも，かかった投資を上まわる医療費削減効果が認められなかった．当該疾患の場合，良質な治療を提供すればするほど，より多くのコストがかかっている（年間約 500 ドル）という．しかし，患者の生産性や機能性（欠勤，各種障害，仕事場における生産性，日常生活における機能性など）などの間接コストを考慮すれば，結果は異なるかもしれない．事実，Goetzel ら（2002）によれば，一定の根拠に基づく標準的治療により，治療にかかった費用を上まわる効果が生まれる可能性があるとしている．

を示している．

　つぎに健康状態と医療費の関連については**表1**に示した先行研究がある．たとえば，Kuriyama (2006)は肥満と医療費の関係を考察している．その結果，BMI 25以上30未満の場合は，標準値の場合に比べ9.8%医療費が高く，BMI 30以上の場合は22.3%高くなるという(有意水準5%)．また，肥満に起因する医療費は対象とした母集団の総医療費の3.2%に相当すると報告されている．ただし，この分析では他の生活習慣病リスクとの関連は検証されていない．

　これに対して古川・西村(2007)は，肥満と高血圧症医療費あるいは糖尿病医療費との関連を推計している[4]．かりに日本全体でBMIを30未満に抑えると，削減可能な医療費(外来と入院)は各疾患の医療費の3.0%に相当する(糖尿病350.1億円，高血圧症558.5億円)という．ただし，この推計はBMIと疾患のリスク保有者比率を利用して患者数を推計したもので，個票を使ったものではない．そこで伊藤・川渕は，健診数値と医療費とを個別に対応させ，より信頼度の高い分析を試みた．

　なお，本研究は"生活習慣病予防事業による医療費に及ぼす効果の検討(主任研究者：あいち健康の森健康科学総合センター津下一代センター長)"のなかで行われたものである[5]．これまでトヨタ自動車健康保険組合を対象に特定保健指導が医療費に及ぼす影響を都合5年間にわたって検討してきたので，そこで得た知見を簡単に紹介する．

● 短期的には掘り起し？

　まず，初年度にあたる2008年度は予防指導・健康増進指導の医学的な効果や特性を実証した先行研究を検索し，つぎに，健康状態の改善と医療費の削減効果について推計した．

　その結果，短期的には特定健診は医療費を増大させるという結論を得た．これは生活習慣病リスクを抱えながらもこれまで未受診であった被保険者への受診勧奨により患者数が拡大すると予想されるためだ．ちなみに同推計では5年間かけて潜在患者に該当するすべての被保険者の受診勧奨を行い，各該当者が1年間外来の治療を受けた場合の医療費を"患者掘り起こしの費用"と仮定した．患者掘り起こしによって8.63億円の医療費が発生すると計測され，これを年換算すると1.73億円となった．2007年度のトヨタ自動車健保組合における糖尿病，高血圧症，脂質異常症の三疾患の医療費総額は18.9億円なので，その9.1%に相当する．

　しかし，中長期的には医療費の低減効果があると考えられる．これは特定保健指導が疾患の重篤化を未然に防ぐことで，重篤疾患に要する医療費の削減が受診勧奨に伴う医療費の増加を相殺するためである．

● 傾向スコアマッチングによる比較

　そこで続く2009年度の研究では，2008年度の特定健診によって保健指導(積極的支援)の判定を受けたトヨタ健保組合員(本人・家族)を対象に，保健指導への参加状況とその後の医療費への影響を考察した．特定保健指導にはいわゆる"健康オタク"が集まりやすいというサンプルバイアスを除去するために，傾向スコアマッチングという手法を駆使した．

　ここで傾向スコアマッチングとは，ある研究対象のなかで発生した事象の真の効果をはかるための手法である．発生因子に相当する(事前の)状況が似ているが，実際には事象が発生しなかったグループを対照群として抽出する．重要なのは傾向スコアの抽出だ．これはある事象が発生因子などの条件から発生する確率であり，この値が近似している者をマッチングする際の指標となる．

　たとえば，学習塾へ通うことの効果を測る際に，実際に塾に行っている者と行っていない者を比べても塾に通うことの効果は測れない．これは塾に通っているという時点で学力や家庭環境に差があると考えられるが，それがもたらす効果と塾の効果とを区別できないためである．そこで，傾向スコアを用いることで，事前の状況が近似しているデータから一方は学習塾に通い，もう一方は

表1 各国における健康状態と医療費の関連についての研究

著者	実施地	推計	データベース
Kuriyama(2006)	日本	直接的費用	宮城県大崎市国保
古川・西村(2007)	日本	直接的費用	国民健康栄養調査(2001)
Narbro ら(2002)	スウェーデン	直接的費用	SOS
Oster ら(1999)	アメリカ	直接的費用	NHANES 3
Allison ら(1999)	アメリカ	直接的費用	NHANES 3
Thompson ら(1999)	アメリカ	直接的費用	NHANES 3
Wee ら(2005)	アメリカ	直接的費用	MEPS
Druss ら(2001)	アメリカ	直接的費用	MEPS
Daviglus ら(2004)	アメリカ	直接的費用	Medicare, Medicaid
Colditz ら(1999)	アメリカ	直接的費用	MEDLINE Database
Hodgson ら(1999)	アメリカ	直接的費用	HCFA
Javitt ら(1995)	アメリカ	直接的・間接的費用	MEPS
Burton ら(1998)	アメリカ	直接的・間接的費用	First Chicago
ADA(2008)	アメリカ	直接的・間接的費用	NHANES 3

学習塾に通っていないペアを取り出す必要がある．実は，Rosenbaum and Rubin[6]の研究以来，医学の世界でも傾向スコアマッチングが広く用いられている．完全な無作為比較化試験(RCT)ができない領域や，今回のようにある一定の条件によって事象の有無が決まる場合に，仮想的な対照群(Counterfactuals)を抽出するときである．その代表例がConnorらの右心カテーテル(RHC)の有害性を示唆する研究である[7]．通常，患者の治療の選択肢を医師の実験目的で制約することは難しい．そのため，著者らはまず，術前において年齢・性別・血圧・心拍数・病状などがRHCを受けた患者に近い患者群をより広い地域や時点の統計から取り出している．これを対照群とし，対照群の予後とRHCを受けた者の予後を比較するという方法をとっているのだ．その結果，有効な術式と受け止められていたRHCが，実は(術前の状況が同じだった患者に比べて)高い死亡率をもたらすものであったことが指摘された．なお，この事実についてはDalenらによってさらに追証されている[8,9]．

そこで本研究においても，対照群のなかでかりに保健指導を勧奨した場合に保健指導を完了すると思われる個人的属性を有する者と介入群のなかで保健指導を完了した者とを比較した．その結果，保健指導に参加した者の医療機関受診行動に関しては，受診確率，診療実日数，総医療点数が有意に減少していることがわかった．これは保健指導が医療機関受診の代替として健康管理や生活改善，医療費の低減に寄与している傾向を示唆するものといえる．

無作為比較化試験(RCT)による分析

2010年は当該保健指導がトヨタ健保では二年に一度になっていることを利用して，一種のRCT分析を行った．より具体的には，①同一年度内の保健指導受講勧奨対象者における受講者と非受講者の比較，②2008年度の保健指導受講者と2009年度保健指導受講者(男性被保険者)の比較，③同一の勤務内容・勤務体系に限定した受講者と非受講者(男性被保険者)の比較の都合3点からなる．

結果は，①～③において健診前後の医療費の推移を約2年分の期間で分析したところ，介入群の医療費支出が5～15％ほど有意に減少していた．また，生活習慣病の受療内容では，軽度の疾患罹患者における診療日数や医療費の減少が観察された．さらに，高い頻度で服薬の処方を受けている対象者において調剤の処方頻度が減少していることが示された．

こうした知見は画期的だといいたい所だが，組合員の実際の医療機関受療行動と，健診時におけ

る問診・判定結果にはかならずしも整合性がなく，今後の保健指導対象者の設定にも一定の課題があることが示唆された．

● 打ち手は減量指導！？

そこで，4年目にあたる2011年度は研究テーマを若干変更して，どうすれば医療費は減少するかに焦点をあてた．具体的には医療費変化を2年間の体重変化別に区分したグループ間で比較した．

その結果，体重の減少は生活習慣病医療費水準の減少を有意に説明する要因であることが示された．これは先行研究の結果とも一致するが，体重減少が大きければ大きいほど医療費への影響も大きいことも示唆するものである．とくに，初回特定健診でメタボリックシンドローム予備軍（特定保健指導対象者で服薬なしの者）の場合は顕著だ．体重1％の減少は生活習慣病医療費水準を体重増加群と比較して男性で0.26％，女性で1.11％それぞれ有意に低く抑えていることが推計された．

なお，ここで留意すべきは，外来医療費，薬剤費とも内臓脂肪型肥満者の平均は健保全体平均と比較して高値傾向にあった点である．外来医療費では男性が1.36倍・女性が1.57倍，薬剤費では男性が1.61倍・女性が1.78倍であった．しかし，内臓脂肪型肥満であっても初回健診時に服薬状態でない場合，生活習慣病医療費水準は全体平均と比較しても統計的な差はみられない．このことから，医療費水準としては単に内臓脂肪型肥満であるというだけでなく，すでに症状の顕在化が進むことが医療費水準が有意に高くなる要因となっていることが示唆される．

つぎに，（医療費水準の高低に加えて）体重変化が医療費変化に与える影響を推計したところ，内臓脂肪型肥満者において体重1％の減量は外来生活習慣病医療費の減少と有意に相関のある説明要因となっていた．男性では約7％，女性では約8.1％の医療費減少効果が初回健診時の既往歴・服

サイドメモ2

介護予防とその効果

2006年度からスタートした介護予防もその存在意義が問われているが，実態はどうだろう．厚生労働科学研究費補助金（政策科学推進研究事業）"医療費・介護費用の介護予防効果と持続性に関する研究（分担研究者＝川渕孝一）"で人口8,000人弱の町で高齢者の個票データを使って医療費や介護費用が介護予防に及ぼす効果や医療費・介護費用の持続性についての検討を行ったところ，つぎの3つの知見を得た．

① 疾病などにより認知症が進むにしても，医療費をかけることは認知症の進行を避けることに役立つ．また，介護費用を増加させることは自立的機能度を上昇させる傾向がある．つまり医療費や介護費用は望ましいアウトカムをもたらすと考えられる．さらに，認知症の程度と介護費用は正の相関をもっている．したがって，医療費を増加させて認知症の程度を改善することにより介護費用を削減することができる．

② 医療費には相当の持続性があり，いったん病気になると継続的に医療費がかかるという長期的なリスクが高まる．とくに，高齢者，医療費が高額な人，認知症の患者の持続性が高くなっており，当該患者は病苦に加えて継続的に医療費を支払わなければならないという二重の負担を背負っている．

③ 介護費用は医療費以上に高い持続性があり，個人の固有要因が大きな役割を果たしている．各種属性によって層別化しても介護費用の持続性はほとんど変わらない．とくに注目すべきは要介護度や同居人の有無によって持続性が変わらないということである．前者は要介護度が軽ければ負担能力があるという通念は誤りであることを示唆する．また，後者は同居政策により介護リスクを軽減しようとすることは"的外れ"であることを意味する．

あくまでもひとつの町の実証研究だけなので，一般化は困難だが，2014年度以降，保険者に"データヘルス計画"の策定が義務づけられるので，政策担当者や現場監督者の一助となれば幸いである．

薬歴・入院歴・喫煙のコントロール下で推計された．これに対して内臓脂肪肥満型で服薬なしの場合は，体重の医療費へのインパクトは男性で5.3％，女性で6.3％とより小さくなっている．つまり医療費に及ぼす体重の影響としては服薬中を含めた全体のほうが大きいため，糖尿病や高血圧で治療中の人への減量指導を行うことにより医療費適正化効果が期待できるのだ．さらに，服薬なしの場合においても保健指導が体重減少を通じて医療費の適正化に寄与すると示唆される．

● メタボ対策の効果は短期的！？

そして2012年度は，本研究の最終年度にあたるのでこれまでの4年間を一気通貫に分析した．その結果，年単位の平均医療費と保健指導の効果は保健指導完了後1年間がもっとも高く，同一のリスク判定を受けた未参加者と比較して2,310円/年（±595円）低いことがわかった．しかし，2年後，3年後はその効果が弱くなり，4年後には医療費において差がほぼなくなる．

ここで留意すべきは，医療費の構成要素として保健指導後1年間は医療機関受診あるいは処方箋服薬の可能性が23.5％（±18.7％）有意に低減し，年次が経過するごとに差が縮小する点である．保健指導完了の医療費節減効果が出たのは残念ながら短期的のようだ．

くしくも厚生労働省も2010年度の特定健診・保健指導の実施率（確報値）を公表した．特定健診・特定保健指導の実施率はそれぞれ43.3％，13.7％（2012年度速報値）であり，目標値（それぞれ70％，45％）を大幅に下まわっている．"見切り発車"したため想定内の低い目標達成率だが，ポイントはこの制度の成否が40～74歳に義務づけた後期高齢者支援金の加減算にリンクしていることだ．

とはいっても，"アメとムチ"は思いのほか限局的で，加算率は0.23％（金額ベースで約5億8,000万円）と低く，減算対象の保険者は41しかない．保険者のなかには疾病予防事業の投資対効果（ROI）があまりにも低いため，撤退する所もあるという．

しかし，諸外国の事例と異なり，わが国の疾病予防対策は第一次予防への介入なので，受診者の行動変容には一定の時間がかかる．保険者に義務づけた特定健診制度の導入により，自治体の任意となったがん検診の受診率がかえって下がったという指摘もあるので，今後はワクチン政策も含めて総合的な予防医療戦略が望まれる．

文献

1) Pritchard, D. A. et al.: *J. Epidemiol. and Community Health*, **53**: 311-316, 1999.
2) The writing group for the activity counseling research group (2001): *JAMA*, **286**: 677-687, 2001.
3) Grandes, G. et al.: *BMC Public Health*, **22**: 172, 2008.
4) 古川雅一，西村周三：肥満に伴う糖尿病や高血圧性疾患の医療費に関する研究，京都大学ワーキングペーパー．J-57, 2007.
5) 平成20-24年度厚生労働科学研究費補助金（循環器疾患等生活習慣病対策総合研究事業）分担研究報告書，地域・職域における生活習慣病予防活動・疾病管理による医療費適正化効果に関する研究，生活習慣病予防事業による医療費に及ぼす効果の検討．
6) Rosenbaum, P. R. et al.: *Biometrika*, **70**: 41-55, 1983.
7) Connors, A. F. et al.: *JAMA*, **276**: 889-897, 2006.
8) Dalen. and James, E. et al.: *JAMA*, **276**: 916-918, 1996.
9) Sandham. et al.: *N. Engl. J. Med.*, **348**: 5-14, 2003.
10) Goetzel, R. Z. et al.: *Health Care Financ. Rev.*, **29**: 1-11, 2008.

* * *

"見える化" 医療経済学入門　　　　　　　　　　　　　　　　　　　　　第5章

視界ゼロを脱するか DPC/PDPS
──今後の政策・運営方針への示唆

Escape from Zero-zero Fog──Suggestion for DPC/PDPS's future

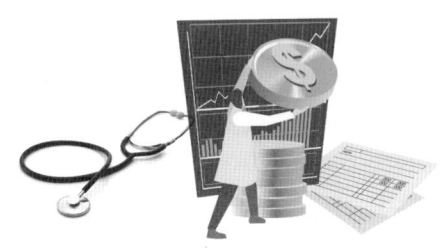

◎ DPCとは Diagnosis Procedure Combination の略であり，患者分類としての診断群分類である．これに PDPS（Per-Diem Payment System）が加わり診療報酬上の包括評価制度となった．しかし，在院日数に応じた1日当り定額報酬を基本としているため，世界的にみて長いわが国の平均在院日数の短縮の経済的インセンティブは乏しい．また，2025年の医療・介護提供体制の改革イメージを実現すべく，DPC制度も病院を3類型にするなど大きく変わった．しかし，屋上屋を架した4層の医療機関別係数の算定根拠が依然として曖昧で透明性に欠ける．医療の効率性をめざすには現行1日定額払い方式を改めるとともに，地域包括ケアを実現するケースミックス（ACG など）の開発が求められる．

Keywords　DPC/PDPS，医療機関別係数，DRG/PPS，CMI，ACG

2012年度診療報酬改定率は 0.004％，2014年度は 0.1％（消費増税分を除くと実質▲1.26％）となった．まさに"首の皮1枚"のプラス改定だが，薬価などが▲1.35％であり，本体は約 5,500 億円の財源を確保した．

そのうち，医科には 4,700 億円が配分されたが，改定率はともあれ，今2回の改定は"メッセージ性の強い"改定とされる．周知のとおり政府が社会保障・税一体改革を閣議決定し，2025年を見据え社会保障の改革を行う方針を示しているからだ．このため当局は今回の改定を一体改革が描く2025年に向けた医療・介護などの提供体制を実現するための"第一・二歩"と位置づけた．

その改革イメージは"患者ニーズに応じた病院・病床機能の役割分担や，医療機関間，医療と介護の連携強化を通じて，より効果的・効率的な医療・介護サービス"をめざすものだという．このため各医療機関はその役割を明確化し，やがて機能を強化する必要が出てくる．

しかし，DPC はその例外なのか，まさに予測不能の"視界ゼロ状態"といえる．調整係数を今後段階的に，医療機関群ごとの基礎係数と機能評価係数Ⅱに置き換えていくことは決まったが，最終着地点がみえないからだ．

そもそも DPC は急性期入院医療を対象とした診療報酬の包括評価制度で，在院日数に応じた1日当り定額報酬を基本としている．制度導入後，DPC の対象病床は一般病床の約半分に達した．ちなみに，DPC とは Diagnosis Procedure Combination の略であり，患者分類としての診断群分類であるため，支払方式の意味は含まれない．そのためか当局はこれに PDPS（Per-Diem Payment System）を加えて，DPC/PDPS と表記すると公式に決めた．しかし，本章では簡便化のため支払方式も含めて DPC と表記し，その現状と課題について解説する．

● "見える化" できない DPC

まず，DPC について簡単におさらいしよう．その診療報酬の計算は診断群分類ごとの1日当り点数が基本になるが，医学管理や手術，1千点以上の処置などは出来高評価である．今回の改定では包括評価部分"（診断群分類ごとの1日当り点

数)×医療機関別係数×入院日数"に出来高評価部分を加えることは変わりないが，医療機関別係数は"基礎係数＋暫定調整係数＋機能評価係数Ⅰ＋機能評価係数Ⅱ"と複雑怪奇になった．これを"屋上屋を架すDPC"といわずして何というのだろう．

ちなみに医療機関群別の基礎係数は"DPC病院Ⅰ群，DPC病院Ⅱ群，DPC病院Ⅲ群"の3類型にわかれる(「サイドメモ1」参照)．2014年4月現在，Ⅰ群は大学病院本院で80病院，Ⅱ群はⅠ群に準じる病院で99病院，それ以外がⅢ群で1,406病院である．分類は実績要件で，①診療密度，②医師研修の実施(大学病院除く)，③高度な医療技術の実施，④重症者に対する診療の実施などからなる．さらに，DPC対象病院としての体制や機能を評価する係数(機能評価係数Ⅰ・Ⅱ)と前年度並みの医療費を保障する調整係数がある．調整係数は経過措置との位置づけで，将来的に廃止するという．

そこで，2012年度改定では調整係数に基礎係数を導入し，暫定調整係数となったが，この係数をどうやって算出したのかいまひとつよくわからない．

DPC導入の目的が医療の透明化ということであれば，その算定根拠をもうすこし懇切丁寧に説明するとともに，DPC相談窓口を厚生労働省保険局医療課に開設してはどうか．

なお，基礎係数導入の背景にはDPCのなかで，包括評価や明確な機能(機能評価係数)では評価できない医療を何らかの形で担保する必要があったというが本当だろうか．

原則一物一価の下，いわゆる"DPC特需"を生んだのでDPC病院を階層化することで医療費を抑制したいだけではないか．Ⅱ群病院の具体的な計算ロジックが示されていないので，コメントしようがないが，その基準値に大学病院本院群の(最低値や下からの2番目)値をもってきたのは首を傾げる．その理由は，別途，厚生労働省医政局で特定機能病院や地域医療支援病院の要件を変更したからだ．医療法で一定のルールを決めて，こ

れを経済的に裏づけるのが本筋であるが，実態は本末転倒になっている．まさに官僚組織は政権交代があっても"局あって省なし"だ．

驚くなかれ，第Ⅱ群がひとつもなかった県が全国に14もあるという．たしかに機能評価係数Ⅱの要件設定はⅠ・Ⅱ群とⅢ群で異なるため単純比較はできないが，改革イメージでいう高度急性期病院がⅠ・Ⅱ群，一般急性期病院がⅡ群にリンクしているとすると，医療提供体制の将来像はまったくみえてこない．

ともあれDPCは今回の改定で"医療の値段表"というよりはむしろ"政策誘導プライス"の色彩が強くなった．その結果としてDPC対象病院は，好む好まざるにかかわらず国のいう"質的向上，効率化，標準化"をめざすことを余儀なくされるだろう．

サイドメモ1

医療機関別係数

DPC/PDPSでは，診断群分類ごとの1日当り点数に医療機関別係数を乗じることで最終的な請求点数が決定される．医療機関別係数とはつぎの4つの係数の合計である．

① **暫定調整係数**：各医療機関の医療費実績値に改定率などを反映させたものと等しくなるように算出された係数．

② **基礎係数**：直近の医療機関群別包括範囲出来高点数(改定前の点数表および退院患者調査に基づく実績値)の平均値に改定率を乗じた報酬に相当する係数．

③ **機能評価係数Ⅰ**：医療機関の人員配置や医療機関全体として有する機能など，医療機関単位での構造的因子を評価する係数．

④ **機能評価係数Ⅱ**：診療実績や医療の質向上への貢献などに基づき，医療機関が担うべき役割や機能を評価する係数．具体的には，データ提供指数，効率性指数，複雑性指数，カバー率指数，地域医療指数，救急医療指数という6つの指数に大別され，DPC対象病院ごとに設定されている．

その一方で，地域医療の観点から5疾病5事業や重症者，総合的な医療機能，高度医療などへの対応も求められる．実際，昨今の改定では診療報酬に加算をつけて，データ提出を非DPC対象病院にも求めている．

これが将来の布石にどうつながるかはわからない．しかし，諸外国のDRG/PPS（Diagnosis Related Group/Prospective Payment System）も当初は病院の診療報酬に一定の加算を設けたり，手あげ方式の"Pay For Performance（一種の成果主義）"を"よび水"としていることをみると最後はわが国の全病院が一網打尽になるかもしれない．

CMIは利用可能か

それでは将来的に廃止される調整係数に代わる新機能評価係数はどうしたらよいだろう．

そもそも新機能評価係数の代替案として有力視されているのが"複雑性指数"である．これは当該医療機関の各診断群分類ごとの在院日数が全DPC対象病院と同じと仮定した場合の平均在院日数を全病院の平均在院日数で除したものだ．以前，通称CMI（ケース・ミックス・インデックス；患者重症度を示す）と病院間のコストの差異を説

サイドメモ2

DRGの効果に関する研究

DRG（Diagnosis Related Group）導入前後で患者のアウトカムや費用について比較した英語の文献をPubMedで検索した結果，最近の文献はほとんどなく，1990～2004年の間に14文献あった．この14本の内訳はアメリカが11，オーストラリアが1，イタリアが1で，OECD加盟国のうち10か国を対象としたものが1本あった．

たとえば，アメリカの論文でDRG導入による良好な結果を報告していたものは2本．具体的には，①高齢の心不全患者の入院後3カ月の再入院率が減少した[6]，②早期に退院することによる死亡率や再入院率は増加しなかったが，定額払いにより不要な治療や危険の高い治療を行わないことで医療の質が改善した[7]，というもの．これに対して，とくに大きな影響はない，あるいはよい点と悪い点を報告したものも2本．具体的には，①頸部皮膚がんで手術後の患者の死亡率に変化はなかった[8]，②メディケア患者の入院期間が短縮し，入院中の死亡率，30日以内の死亡率が低下したが，自宅への退院率も低下し，ナーシングホームでの滞在期間が増加した[9]，というもの．残りの7本はつぎのとおり患者のアウトカムの悪化や費用の増大を報告している．具体的には，
① リハビリ病院において急性期疾患による合併症と再入院率が上昇した[10]．
② 大腿骨近位部骨折後，全身状態が改善しない状態で退院し，ナーシングホームに滞在する期間が長くなった[11]．

③ 急性期病院で再入院率が増加した[12]．
④ うっ血性心不全，心筋梗塞，肺炎，脳卒中，大腿骨近位部骨折患者は完全に状態がよくならないうちに自宅に退院している[13]．
⑤ DRGシステムは高齢の神経疾患患者にとって医療のアクセスがかなり不便になる[14]．
⑥ メディケアDRGのもとでは重症な患者を受ける病院は経営的に不利になる[15]．
⑦ DRG支払い方式ではICUに入室する患者は医療費が多くかかるため不都合が生じる[16]．

他方，オーストラリアの論文では精神疾患患者について入院期間が短縮することで医療費が節約できても再入院率が増加することで，結局，総医療費は節約にはならない[17]という結果であった．また，イタリアの研究では入院患者の重症度が増したが，死亡率や再入院率はほとんど変わっていない[18]という．さらに，Forgioneらによると，1980～1998年の間にDRGを導入していた①オーストリア，カナダ，フィンランド，スペイン，スウェーデン，アメリカと，②導入してなかったギリシア，オランダ，ニュージーランド，スロバキアを比べると，DRGを導入している国々では術中の事故による死亡率が導入していない国々より高いという結果であった[19]．そして，DRGという支払方式で病院経営を考えると，患者が早期に十分回復しないうちに退院させようとする力が強く働くことが指摘されている．

明する変数（①教育病院か否か，②病床数，③地域格差，といった病院の特性データ）との相関を調べたところ，CMIと強い相関があるのは患者1人当り入院費用と平均在院日数のみであった．

しかし，経営母体別，病床規模別，臨床研修指定病院の有無によってブレークダウンすると事情は異なってくる．たとえば，CMIと職員一人当りの給与費を経営母体別に比較すると公的病院についてはCMIと強い正の相関があった．

このほか，CMIと病院の収支比率（医業費用を医業収入で除した比率）との相関を調べたところ，36病院では相関がなかったが，公的病院（R2＝0.501）および500床以上（R2＝0.6397）では強い相関が認められた．

こうした結果は現行の診療報酬が患者の属性を考慮していないことを示すとともに，公的病院および500床以上の病院に対して著しく不利に設定されていることを示唆するものである．

● 在院日数短縮と病床利用率のバランス

とはいえ，調整係数は近い将来に廃止されることが決まっている．であれば，新機能評価係数導入にあたってその経済的影響度の試算は必要不可欠である．というのは入院部門が全収入の7〜8割を占める急性期病院が多いからだ．DPCにシフトし調整係数もなくなれば，もう病院の経営努力よりも，お上の"さじ加減"一つで収入が決まってしまう．一つ間違えば，地域の基幹病院が閉鎖または倒産の危機に迫られる．そうなるとますます医療崩壊が進み，地域医療が成り立たなくなる．

以前，著者らが国の公表データを使って検証しただけでも大学病院の調整係数は有意に上昇していた．とくに独立採算制を原則とする私立大学の増加率は顕者で，2003年4月の1.05が2006年4月には1.099にまで上昇．他方，2004年度に独立行政法人となった国立大学が有する病院は調整係数が廃止されれば北大，金沢大，東大などは10億円以上の減収となってしまうこともわかった．毎年，病院収入の2％分に相当する運営交付金を減

らされてきた国立大学法人の病院にとってこの措置は"ダブルパンチ"といえよう．

ちなみにDPC/PDPS下で一定の収益を上げるにはDPC別在院日数の短縮により病床回転率を上げるとともに，1日の診療単価を上げる方法が考えられる．しかし，その場合，病床利用率とのバランスを考慮する必要がある．国立大学附属病院の場合，平均在院日数を1日短くすると，入院単価は253.5円上がり病床利用率は0.1296％下がる，という試算結果だった．さらに，薬剤費などの変動費はより安価な同等品に変更することで抑制が可能である．たとえば，カドリニウム造影剤を低薬価製品を使用した場合の削減可能なコストを試算すると37.7億円となった．これはすべての薬剤が同じ効能・効果を有すると仮定した試算であるが，後発医薬品指数も2014年度改定で新設されたので今後，ますます経済合理性を重視した薬剤選択が求められる．

● 解消すべき2つの課題

以上，DPCの制度変更について解説したが，中長期的な課題が2つある．ひとつは1日当り定額払いをベースとしたDPCでは在院日数の大幅短縮は期待できないということだ．国が示した2025年度の改革シナリオによれば，高度急性期病床（18〜22万床想定）は平均在院日数が15〜16日程度となっているが，一般急性期（35〜46万床を想定）は9日程度とすこぶる短い．

1．1件か1日か

しかし，いたずらに5年間の試行を繰り返した"日本版DRG/PPS"の復活をいまさら唱えても空しい．というのも，DRG/PPSを導入しても急性期病院の入院期間の短縮によって退院後のコストも含めた総医療費は縮小しないからだ[1]．表1はそのエビデンスをまとめたものである．

事実，本分野で2005年9月から展開している"病院可視化ネットワーク"で回収したDPC関連データを使った先行研究でも，その事実が明らかになった[2]．表2によれば，2,533人の白内障の手

表 1 Diagnosis Related Groups(DRG)による定額支払い制度導入による影響

アウトカム	悪化(増加)	変化なしまたは改善
死亡	(Forgione, 2004)	(Davis, 1988) (Kahn, 1990) (Flynn, 1990) (Louis, 1999) (Fitzgerald, 1988)
再入院	(Heinemann, 1988) (Gay, 1990) (Hunter, 1994)	(Davis, 1988) (Rich, 1988) (Louis, 1999)
合併症	(Heinemann, 1988)	
自宅退院,ナーシングホーム滞在期間	(Kahn, 1990) (Fitzgerald, 1988)	
退院時の回復状態	(Rogers, 1990) (Forgione, 2004) (Fitzgerald, 1988)	
ケアの質		(Davis, 1988)
医療へのアクセス	(Sands, 1990)	
病院の収益性 患者の医療費の負担	(Thomas, 1987) (Muñoz, 1989)	

ここでいうアウトカムの悪化とは，①死亡率が上昇，②再入院率が上昇，③合併症発生率が上昇，④自宅退院率が減少，⑤ナーシングホーム滞在期間が延長，⑥退院時の回復状態が低下，⑦患者の医療へのアクセスが低下したという臨床成果に加えて，⑧病院の経営が困難になった，⑨患者の医療費負担が増大したという現象をさす．

表 2 患者属性*をコントロールした病院別平均在院日数の変化

	DPC 導入前	DPC 導入後	増域
HP1	3.90	3.99	−0.09
HP2	7.16	5.31	1.85
HP3	6.24	4.14	2.10
HP4	5.62	3.67	1.95
HP5	8.22	5.50	2.72
平均	6.23	4.52	1.71
標準偏差	1.63	0.83	1.06

＊：自宅退院した70歳代の男性患者．

術を受けた眼科患者の在院日数はDPC導入前に相当長かった病院はそれなりに短縮化しているが，以前から短かった病院はそうでもない(むしろHP1は長くしている)．そこでというわけではないが，2014年度から水晶体再建術等の21種類の短期滞在手術は全額包括となり，平均在院日数の計算対象から外されることになった．なお，サンプル数が5病院と少ないのはDPC導入前のデータの入手が困難だったからである．

2. "急性期入院"のみの限界

いまひとつの課題は，あくまでも病院の急性期入院医療を対象としたDPCは今後，国が想定する地域包括ケアにフィットしない．事実，わが国でも入院期間を短縮しても入院医療費は短縮せず，返って外来医療費が高くなるなどして総医療費は削減されないことが報告されている[3]．

また，近藤・川渕が肺癌，または大腿骨近位部骨折で入院した患者を対象として分析したDPC参加92病院における研究によると，DPC導入により大腿骨近位部骨折患者のアウトカムは低下している[4]．これに対して肺癌患者入院期間は短縮していたが，入院医療費は低下していなかった．これでは"シームレスなケア(つぎめのないケア)"は実現しない．望むらくは一般診療所(歯科を含む)，調剤薬局，さらには介護ケアを一気通貫にして急性期・慢性期を問わず，外来，入院，在宅医療を包括化したケースミックス(患者分類表)の導入が求められる．

表 3 代表的疾患の罹患者数と今後1年間に高額利用が予測される罹患者数

疾患名	全症例数	40%未満 ①	40%以上 ②	医療資源量の投入量	①のグループ	②のグループ
	医療費が高額になる確率			医療費の水準		
全体	6,0461	59,435	1,026	1.00	0.85	9.61
関節炎	2,344	2,063	281	3.18	2.25	10.03
（気管支）喘息	3,786	3,627	159	1.76	1.40	10.09
慢性閉塞性肺疾患	607	525	82	3.22	2.10	10.38
慢性腎不全	169	68	101	8.32	5.08	10.49
鬱血性心不全	1,112	923	189	4.33	3.00	10.86
うつ病	1,914	1,807	107	2.29	1.82	10.07
糖尿病	5,450	4,848	602	3.20	2.36	9.96
脂質異常症	5,925	5,592	333	2.24	1.79	9.90
高血圧症	4,817	4,483	334	2.47	1.90	10.10
虚血性心疾患	2,572	2,253	319	3.10	2.13	9.96
腰痛	1,928	1,873	55	1.61	1.38	9.44

● **ACG は日本になじむのか**

そこで紹介したいのが ACG（Adjusted Clinical Group）の活用だ．ACG とは個人の属性（性，年齢，職業・加入する医療保険）情報と受療履歴（入院，外来，調剤）を用いて疾病群（Clinical Groups）に分類し，個々人の将来の疾病リスクや医療費を予測するモデルのことである．これはアメリカのジョンズホプキンス大学が開発した疾病予測モデルで，現在，広くアメリカ保険業界で疾病管理（Disease Management）のツールとして用いられている．このほか，海外の公的保険部門においても疾病や費用の予測分析として活用されている．

ちなみに ACG では個人の受療履歴（入院や外来）については ICD-10（International Classification of Diseases-10）疾病分類，調剤についてはアメリカの NDC（National Drug Codes），あるいは WHO が開発した ATC（Anatomical Therapeutic Chemical）分類を用いて統合する．このように履歴を統合することで，たとえばあるひとつの疾患が各個人に突発的に発生しているのか，慢性的に発生しているのかといった履歴を把握でき，精度の高い予測ができる仕組みとなっている．

そこで著者（伊藤，川渕）らは，第 4 章で紹介したトヨタ健保組合に所属する 60,461 人のデータを用いて現状で日本のデータがどの程度活用でき，どの程度の分析が可能なのかを試行した[5]．

その結果，医療費は健常人を含む全標本の平均に対して糖尿病罹患者では平均の 3.20 倍，高血圧症罹患者では 2.47 倍，脂質異常症では 2.24 倍，虚血性心疾患では 3.10 倍となっていることがわかった（表 3）．また，年齢構成を調整したうえでアメリカの疾病構造と比較したところ，日本は，①がん，軽度の感染症が多いこと，②不連続な頻回受診者の割合が多いこと，③予防のための医療費が相対的に少ないことが明らかとなった．

こうした知見は健保組合内での疾病対策や健康増進プログラムの策定にも寄与するものである（事実，アメリカでは企業の医療費負担の高騰を受けて企業独自での疾病分析も盛ん）．また，各国のレセプトの比較分析により疾病構造の違いやその原因についても示唆が得られる．さらに，当該情報は公的保険の適用範囲や各種予防事業の必要性について判断材料を提示するものとしても一定の役割が期待できる．まさに"一石三鳥"の仕組みといえる．2000 年にスタートした"健康日本 21"も 2008 年 4 月に導入された特定保健・保健指導プログラムも残念ながら迷走を続けている．予防医療政策の失敗を挽回するためにも，健診データと疾病データとを可及的速やかにリンクして断片的なケースミックスたる DPC に代わる"包括

的"な支払方式の開発が求められる．そうすれば人類史上どの国も経験しなかった超高齢社会に直面する日本の皆保険制度を救えるのではないか．

文献

1) Liu, K. et al.: Aging, and Long-Term Care Policy, 1999.
2) Nawata, K. and Kawabuchi, K.: *The Public Health Frontier*, **1**: 1-6, 2012.
3) Okamura, S. et al.: *Health Policy*, **74**: 282-286, 2005.
4) Kondo, A. and Kawabuchi, K.: *Health Policy*, **107**: 184-193, 2012.
5) 伊藤由希子・他：平成23・24年度厚生労働科学研究費補助金（循環器疾患・糖尿病等生活習慣病対策総合研究事業）「生活習慣病予防活動・疾病管理による健康指標に及ぼす効果と医療費適正化効果に関する研究」．
6) Rich, M. W. and Freedland, K. E.: *Am. J. Public Health*, **78**: 680-682, 1988.
7) Davis, C. and Rhodes, D. J.: *Health Policy*, **9**: 117-131, 1988.
8) Flynn, M. B. et al.: *Am. J. Surg.*, **160**: 356-359, 1990.
9) Kahn, K. L. et al.: *JAMA*, **264**: 1953-1955, 1990.
10) Heinemann, A. W. et al.: *Arch. Phys. Med. Rehabil.*, **69**: 614-618, 1988.
11) Fitzgerald, J. F. et al.: *The N. Engl. J. Med.*, **319**: 1392-1397, 1988.
12) Gay, E. G. and Kronenfeld, J. J.: *Soc. Sci. Med.*, **31**: 1103-1118, 1990.
13) Rogers, W. H. et al.: *JAMA*, **264**: 1989-1994, 1990.
14) Sands, G. H. et al.: *Headache*, **30**: 157-159, 1990.
15) Thomas, F. et al.: *Chest*, **91**: 418-423, 1987.
16) Munoz, E. et al.: *J. Cardiovasc. Surg* (Torino)., **30**: 58-63, 1989.
17) Hunter, C. E. and McFarlane, A. C.: *Aust NZ J. Psychiatry*, **28**: 114-120, 1994.
18) Louis, D. Z. et al.: *Health Serv Res.*, **34**: 405-415, 1999.
19) Forgione, D. A. et al.: *J. Health Care Finance*, **31**: 41-54, 2004.

* * *

"見える化"医療経済学入門　　第6章

DPC導入と外来抗がん剤治療の変化
―― 1日定額払いによる"外来シフト"はあったのか
DPC and changes in outpatient chemotherapy
―― How per-diem payment system influenced shift to outpatient setting

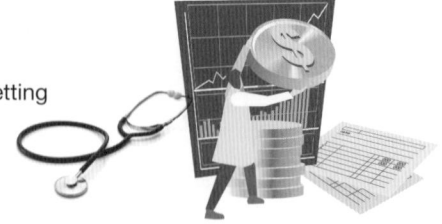

◎急性期入院医療を対象としたDPC（包括払い方式）を1日定額払いとしたことで，高額な抗がん剤治療を行うと病院の持出しになるとされる．そのため，いわゆる"外来シフト"が起こり，外来抗がん剤治療が普及したとされるが，国の公表資料・データから判断するかぎり，こうした事実は確認できなかった．むしろ，がんの化学療法を不便な入院ではなく通院しながら外来で受けたいという患者・家族のニーズに医療技術が追いついてきたことが大きい．さらに，2002年度の診療報酬改定で新設された外来化学療法加算が2004年度に規制緩和され，その後の増点が普及の背景にあると考えられる．しかし，外来抗がん剤治療も万能ではなく，入院適用の可否や一定のリスクマネジメントが求められる．また，経済的負担による受診抑制や拡大する地域間格差の解消，さらには医師の犠牲的な貢献をいかに診療報酬で手当てするかも今後の課題である．

Keywords 1日当り定額払い，外来シフト，外来化学療法加算，地域間格差

　第5章ではDPC/PDPSの現状と課題について概説したが，経済的にインパクトが大きいのは，1日当り定額払いとした功罪である．従前の出来高払い下の入院時医学管理料との親和性はあるが，在院日数をある程度長くしないと一定の収入が確保できないという欠点がある．とくに高額な抗がん剤を使うと，病院の持出しになるという批判が多く聞かれる．

　そこで，いわゆる"外来シフト"が起こり，外来抗がん剤治療が普及したとされるが，本当だろうか．本章では，DPC導入が抗がん剤治療にどのような経済的影響を及ぼしたかについて，厚生労働省からの公表資料・データを使って一定の検証を行うことにする．

● DPCは3段階に逓減する

　DPCは1日当り定額払いと紹介したが，厳密には診断群分類ごとの1日当り点数は在院日数に応じて3段階に逓減する仕組みとなっている．これは在院日数に応じた医療資源の投入量を適切に評価するためとされるが，つまるところ，国の在院日数短縮政策を受けたものである．さらにこの点数設定は，入院初期の医療資源の投入量の大小，さらには高額薬剤にかかわる診断群分類かどうかによって，基本形に加えて他の3つの設定方法からなる．

　そうなった経緯を簡単に紹介しよう．まず，基本形は図1に示した設定方法である．

　まずは，在院日数に応じて，①入院期間Ｉが設定される．これは平均在院日数の25パーセンタイル値（在院日数の短いほうから上位25％の患者が含まれるように設定した値）までの期間で，平均点数に15％加算される．これをＡとすると，つぎに，②入院期間Ⅱ（25パーセンタイル値から平均在院日数までの期間）が設定される．より具体的には，①②の合計が平均点数と等しくなるように設定され，平均点数から図1のＡに相当する部分を控除した点数となる．これをＢとすると，最後は，③入院期間Ⅲが設定される．これは平均在院日数を超えた日以降の期間で，②の85％となっている．すなわち，在院日数が短ければ短いほど

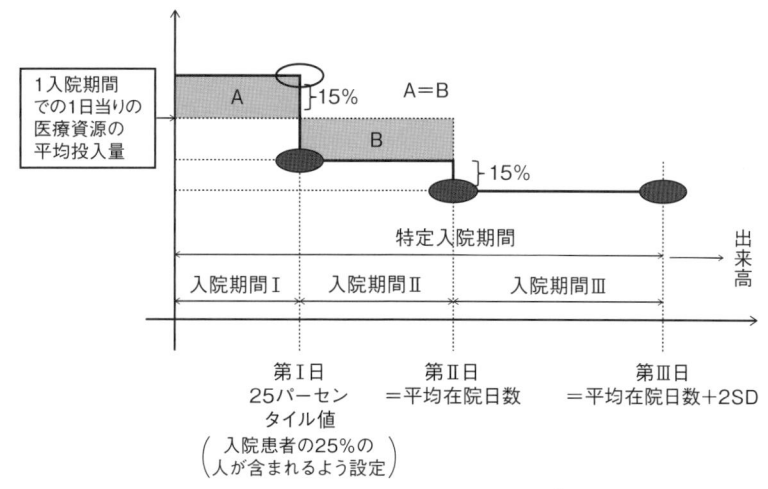

図1 入院期間別1日当りの設定方法[1]

高い点数が算定できる仕組みである．そして，平均在院日数の標準偏差(SD)の2倍を超える日(特定入院期間)以降はすべて出来高での算定となる．

度重なるロジックの改定

1. 点数の設定方法の見直し

しかし，これでも入院初期の医療資源投入量が包括評価点数を上まわってしまうなど，実際の医療資源の投入量に合わなくなってきている事例が散見された．そこで2010年度改定では，診断群分類点数表の抜本的な見直しが行われ，設定方法が変更された．従前，実はこうした乖離は調整係数で補正されていたが，今後，調整係数が段階的に廃止されるため，基本形を変更する設定となった．

なお，診断群分類番号の上6桁が同一の傷病名で，退院日の翌日から起算して「3日以内」に再入院(再転棟を含む)した場合については，前回入院と一連の入院として扱われるが，これが2014年度から「7日以内」となった．

2. 高額薬剤への対応

このように度重なるロジックの改定がなされたDPCであるが，新規の高額薬剤への対応は2004年4月の悪性腫瘍に対する化学療法に遡る．2006年改定からはこれに脳梗塞や外傷を加え，これらの短期入院に限り入院期間Ⅰの25パーセンタイル値が5パーセンタイル値の期間と定められ，より高い点数で評価された．

続く2008年改定では，2005年11月以降に保険適用または効能追加の承認がなされた医薬品などのうち，つぎの要件に該当するものを使用した患者は包括評価の対象外とし，出来高算定とされた．より具体的には，「当該医薬品等を使用した場合における包括範囲内の薬剤費が当該医薬品等を使用しない場合の算定額と比較して以下の基準を超えていること」が要件となった．

① すでに2006年度に使用実績のある医薬品などについては，DPC本体調査より得られたデータを用いて，当該医薬品等を使用した症例の薬剤費が，使用していない症例の薬剤費の平均＋1SDを超えていること．

② 2006年度に使用実績のない医薬品等については，当該医薬品等の標準的な使用における薬剤費(併用する医薬品も含む)の見込み額が使用していない症例の薬剤費の平均＋1SDを超えていること．

たとえば，2006年度に使用実績のある医薬品として表1に示す3つがある．

これに対して2006年度に使用実績のない医薬品としては，表2に示す4つがある．

さらに，がん化学療法についてあらたな分岐を設定するとともに「悪性腫瘍に対する抗腫瘍用薬，

表 1 2006年度に使用実績のあった医薬品

```
マイロターグ® 注射用 5 mg（ゲムツズマブオゾガマイシン）
  薬価収載日：平成 17 年 9 月 16 日
  効能・効果：再発または難治性の CD33 陽性の急性骨髄性白血病
  用法・用量：1 回量 9 mg/m², すくなくとも 14 日間の間隔をおいて 2 回
  標準的な費用：241,096 円/5 mg×3 瓶/回×2 回＝1,446,576 円
  DPC における使用実績（分類 130010xx97×3xx）：
    当該医薬品を使用した症例の薬剤費平均　322,028 点
    当該医薬品を使用していない症例の薬剤費平均＋1 SD　247,411 点
テモダールカプセル® 20 mg, 100 mg（テモゾロミド）
  薬価収載日：平成 18 年 9 月 15 日
  効能・効果：悪性神経膠腫
  用法・用量：（初発）75 mg/m² 1 日 1 回 42 日間
                4 週間休薬の後, 150 mg/m² を 1 日 1 回 5 日間
  標準的な費用：（初発）(16,746.50 円/100 mg×1C＋3,345.90 円/20 mg×1C)×42 回＝843,880 円
  DPC における使用実績（分類 010010xx01×4xx）：
    当該医薬品を使用した症例の薬剤費平均　83,590 点
    当該医薬品を使用していない症例の薬剤費平均＋1 SD　79,239 点
ベルケイド® 注射用 3 mg（ボルテゾミブ）
  薬価収載日：平成 18 年 12 月 1 日
  効能・効果：再発または難治性の多発性骨髄腫
  用法・用量：1.3 mg/m² 週 2 回, 2 週間投薬の後, 10 日間休薬
  標準的な費用：168,348 円/3 mg×1 瓶/回×4 回＝673,392 円
  DPC における使用実績（分類 130040xx99×3xx）：
    当該医薬品を使用した症例の薬剤費平均　85,547 点
    当該医薬品を使用していない症例の薬剤費平均＋1 SD　45,493 点
```

ホルモン療法，免疫療法などの抗腫瘍効果を有する薬剤の使用に限定」と定義した．

そして，10 年ぶりにプラス改定となった 2010 年度には高額薬剤の分岐を 129 分類から 202 分類に増やすとともに，化学療法レジメンの分岐を追加した．たとえば DPC120010 卵巣・子宮付属器の悪性腫瘍は"カルボプラチン＋パクリタキセルあり"と"カルボプラチン＋ドセタキセル水和物あり"が追加されている．

さらに 2012 年度改定では，入院初期に高額薬剤を用いる都合 22 の DPC について，在院日数が無用に伸びることを防ぐため，入院基本料を除く薬剤費などの包括評価の点数を入院期間Ⅰに組み込む点数設定が試行的に導入された．具体的には，判定基準を"平均＋1 SD ルール"の標準偏差ではなく，パーセンタイル値に変更した．たとえば，肺の悪性腫瘍の場合，従前のルールでは 27,541 点を超えた場合に出来高算定となったものが，84 パーセンタイル値では 21,516 点を超えた場合となる．また，胃の悪性腫瘍は 15,688 点が 9,854 点になる．一般に正規分布に従わない外れ値の高額薬剤が多い場合ほど，基準緩和の程度が大きくなるという．

また 2012 年 4 月に包括対象から除外された高額薬剤は，エリブリンメシル酸塩やボリノスタットなど 24 品目に及ぶ．さらに 2013 年 2 月に開催された中医協総会では，抗がん剤アフィニトール錠・分散錠，リツキサン，アービタックスなどが高薬価のため，DPC の包括評価の対象外として出来高算定することが了承された．

これに対して，2014 年度改定では，外来から入院する際に持参するクスリについて「特段の理由がない限り，当該病院の外来で事前に処方すること等によって患者に持参させ入院中に使用してはならない」となった．

まさに「外来シフト」に一定の"お灸をすえた"措置といえる．

表 2　2006年度に使用実績のない医薬品

```
アリムタ®注射用 500 mg（ペメトレキセド）
  薬価収載日：平成 19 年 1 月 19 日
  効能・効果：悪性胸膜中皮腫
  用法・用量：500 mg/m² 1 日 1 回投与（シスプラチン 75 mg/m²と併用）．投与後，すくなくとも 20 日間休薬
  標準的な費用：240,649 円/500 mg×2 瓶/回×（シスプラチンを併用）
              15,970 円/50 mg×3 瓶/回＝529,208 円
  DPC における使用実績（分類 040050xx99×3xx）：
    当該医薬品を使用していない症例の薬剤費平均＋1 SD　247,411 点
ドキシル®注 20 mg（ドキソルビシン）
  薬価収載日：平成 19 年 1 月 19 日
  効能・効果：AIDS 関連 Kaposi 肉腫
  用法・用量：20 mg/m² 2〜3 週間ごとに 1 回
  標準的な費用：97,488 円/20 mg×2 瓶/回×6 回＝1,169,856 円
  DPC における使用実績（分類 160260xxxxxxxxx）：
    当該医薬品を使用していない症例の薬剤費平均＋1 SD　100,126 点
レミケード®点滴静注用 100（インフリキシマブ）
  薬価収載日：平成 19 年 1 月 26 日
  効能・効果：Behçet 病による難治性網膜ぶどう膜炎
  用法・用量：5 mg/kg/回　初回投与後，2 週，6 週に投与し，以後 8 週間の間隔で投与
  標準的な費用：107,695 円/100 mg×3 瓶/回＝323,085 円
  DPC における使用実績（分類 070560xx99×0xx）：
    当該医薬品を使用していない症例の薬剤費平均＋1 SD　22,762 点
アバスチン®（ベバシズマブ）
  薬価収載日：平成 19 年 6 月 8 日
  効能・効果：治癒切除不能な進行・再発の結腸・直腸がん
  用法・用量：5 mg/kg/回または 10 mg/kg/回投与．投与間隔は 2 週間以上
  標準的な費用：（一次治療）50,291 円/100 mg×3 瓶/回＋133,341 円（併用する FOLFOX4 療法）＝284,214 円
  DPC における使用実績（分類 060035xx99×31x）：
    当該医薬品を使用していない症例の薬剤費平均＋1 SD　23,882 点
```

● 外来シフトはあったのか

　以上，1 日定額払いである DPC がいかに，病院の持出し，なかんずく高額な化学療法に対して，辻褄合わせを行ってきたかについて述べてきた．問題はこうした措置に効果があったかどうかであるが，医療機関では，在院日数の短縮を強く意識した運営が求められることとなったという．具体的には，術前検査や抗がん剤治療の外来シフトが進んだといわれるが，本当だろうか．

　2004 年 6 月に本分野で"DPC と薬剤使用"について特定機能病院の薬剤部長を対象に調べたところ，DPC 導入で抗がん剤を低薬価品や後発品にシフトしたケースは 6 例（ランダ→プラトシン，フエロン→インターフェロンβ持田，レンチナン，シスプラチン）しかなかった．また，いわゆる「外来シフト」があったかどうかを調べたところ，"あった"と回答した 30 施設のうち，注射薬が 46.7％ともっとも多く，ついで造影剤（36.7％），内服薬（10％），点滴薬（3.3％）と続いた．このほか，DPC 導入で適応外の医薬品を使うようになったかどうかを調べたが，抗がん剤では 4 病院が"使うようになった"と回答したものの，その中味までは聞き出すことはできなかった．

　同種の調査は，2004 年度に診療報酬調査専門組織でも行っている．具体的には，食道，小腸，大腸，直腸肛門，肝，肝内胆管，胆嚢，膵の悪性腫瘍に対する化学療法の外来シフトを調べている．

　しかしその結果は期待はずれで，「DPC 対象病院，DPC 試行的適用病院，調査協力病院のいずれにおいても抗がん剤の使用本数について 2002 年

度から2003年度にかけて増加しておらず，明らかな減少傾向は認められない」とだけ記している．

このようにDPC導入による影響かどうかは不明だが，わが国では外来抗がん剤治療が着実に進んでいる．厚生労働省によると，外来での抗がん剤治療の実施は2011年に14.1万件に達し，2005年の2.3万件から約6倍に増えたという(2013年4月8日の日経新聞)．その背景には，外来化学療法加算が2002年度に認められたことも関係しているのではないか．

当初，財団法人日本医療機能評価機構の機能評価を受けて認定された病院のみに認められていたが，2004年の改正でこの要件が撤廃された．その結果，一定の必要要件を満たす医療機関ならば，外来化学療法加算が認められるようになった．実際，この改定を契機にがんの化学療法の外来シフトが加速化した．厚生労働省保険局医療課によれば，2006年は1,228の病院と171の診療所が外来加算を算定しており，2007年には病医院合わせて1,400を超えたと推定される．これは2004年から倍増したことになる．外来化学療法を行う医療機関が増え続ける理由として，入院中心だったがん医療を外来・通院に移行することで医療費の削減を図りたいという行政側の意向が働いたことはいうまでもない．

しかし，そればかりではない．がんに罹患したことによって入院中心の生活を余儀なくされてきた従来の不便を軽減したい患者や家族の意向も反映している．

このほか，技術的要因も関係している．具体的には，①10～20年前に標準的治療法の主流であった3～4剤の多剤併用療法が，外来でも投与可能な単剤のプロトコールに移行してきたこと，②IVHポート化による外来での持続静脈内投与の普及や，静脈内投与の抗がん剤と経口抗がん剤との併用プロトコールの開発など，投与ルートに関する環境の変化，③外来化学療法を意識したプロトコールの開発，④5-HT3受容体拮抗薬やG-CSF製剤の登場による副作用対策の向上などが大きいのではないか[2]．

外来化学療法加算は現在，ⅠとⅡに二分されているが，点数は10数年前に300点であった同加算がいまは350～780点にまで引き上げられている．こうした増点が功を奏したのか2010年度の特別調査「化学療法などの外来・入院別実施状況調査」では，1施設・1病床当り外来化学療法算定回数は確実に増えていることがわかった．これに対して，入院化学療法算定回数はほぼ横ばいである．

ちなみに坂班[2]が2002年に行った「外来通院がん治療の安全性の確立とその評価法に関する研究」では外来化学療法はさほど普及していなかった．これは一般病床数200以上の1,646施設を対象に外来通院がん治療の実態調査をアンケート方式で行ったものだ．468施設から回答を得た結果は任意の1日において，悪性腫瘍の外来患者25,554名のうち，1,127(4.4％)名しか抗悪性腫瘍薬の静脈内投与を受けていなかったという．しかし，通院治療センターについては有効回答338施設のうち，71施設が設置，88施設で設置予定であり，病床数が多いほど設置率が高い傾向があったとも報告している．そこで当時と最近の動向を病床規模別に比較すると，この8年間で8.7～10.5倍に増えていることがわかる(表3)．

● 外来抗がん治療の3つの課題

1. 外来対応の限界

このようにわが国でも普及しはじめた外来化学療法であるが，かならずしも万能ではない．つぎのようなケースでは入院医療が適しているとされる[4]．

① 全身状態が不安定な場合(例：急性白血病の寛解導入療法や緩和化学療法が必要な症例など)．

② 数日間にわたる治療の場合(例：胚細胞腫のBEPや軟部肉腫のCyVADIC)．

③ 薬剤投与が長時間に及ぶ場合(例：卵巣がんなどのTJ)．

④ 抗がん剤投与後の水分負荷が必要な場合(常用量シスプラチンを含むレジメン)．

表3 外来で抗がん剤の静脈内投与を受けた1日当りの患者数の変化

	外来化学療法加算Ⅰ＋外来化学療法加算Ⅱ			
	2002年度	2008年11月	2009年11月	2010年11月
100床未満		0.8	1.2	1.6
100床以上200床未満		2.6	3.4	4.3
200床以上300床未満	1.4	7.0	9.9	12.2
300床以上400床未満	2.9	15.0	20.8	25.6
400床以上500床未満	4.0	24.2	32.5	42.1
500床以上	7.8	48.0	61.4	76.2

出典：文献[3]および2010年度特別調査「化学療法等の外来・入院別実施状況調査」.

とくに外来では安全かつ確実に実施可能な治療が求められるので，レジメンの明確化が不可欠である．たとえば，卵巣がん治療では，3週間に一度，数時間の点滴を行う"TJ療法（パクリタキセル＋カルボプラチン）"が有効性や簡便性の点で世界標準となっている[5]．しかし，一部の施設では"IEP療法（イフォマイド＋エピルビシン＋シスプラチン）"という5日間にわたる複雑なレジメンで，しかも治療効果を検証したエビデンスのない治療が行われている．当然，このような複雑なレジメンは，強固なエビデンスがないかぎり排除すべきである．

また，毒性の強い抗がん剤においては，間違いなく患者に投与することが重要である．名称が類似していたタキソールとタキソテールの取り違え事故は記憶に新しい．当該薬剤は商品名を使用せず，それぞれ，"パクリタキセル""ドセタキセル"と，一般名を用いることで明確に区別することができる．パクリタキセルも週1回投与の場合と3週1回投与の場合では投与量が異なるため，レジメン名を，パクリタキセル(80)，パクリタキセル(175)などとし，固有のレジメン策定が求められる．

2014年度改定では外来化学療法加算Bについて対象疾患（関節リウマチやベーチェット病など）および対象薬剤（インフリキシマブ製剤など）が明確化された．

2. 経済的負担による受診抑制

公的保険の対象とはいえ，外来がん化学療法の経済的負担も無視できない．東北大学医療管理学分野の濃沼信夫教授（当時）の調査によれば，4,174人のうち，化学療法を受けている患者955人（平均年齢64歳，年間通院回数23回，入院日数35日）に着目すると，年間平均自己負担額は110万円程度で，3年間で入院費用が著しく減少している[6]．その一方，外来費用や交通費，健康食品にかかる費用，保険料は上昇傾向にあったという．また，化学療法を受けている患者は，自己負担金の支払いに"貯蓄の取り崩し"(64%)，"民間保険の給付金"(20%)をあてていた．そのほか，"高額療養費の貸付制度や受領委任払い制度の利用"，"親族からの借金"などが続き，支払いにかかる負担感が強い実態が明らかになった．実際に経済的負担が治療選択に影響を及ぼしたかについては，6%の患者が"影響あり"と回答している．具体的には高額な抗がん剤を使った治療の変更や延期，中止がおもな対応であった．

なお，本調査では，外資系も含めた全民間がん保険会社20社を対象に給付対象項目なども調査したが，おもに民間保険会社がカバーするのは入院治療費で，外来治療費まで給付対象としている会社は23%にすぎなかったという．なかでも未承認の抗がん剤を給付対象とする民間保険は少ない．

3. 拡大する地域間格差

さらに外来化学療法の地域間格差も広がっている．表4は1日当りの化学療法の算定日数を"都道府県庁の所在する二次医療圏にある施設"と"基本診療料の施設基準別表第6の2の地域（医療資源の少ない地域）にある施設"とで比較したものである．入院はむしろ格差が縮まっているのに対し

表 4　化学療法に関する地域格差(1施設当り)

	外来化学療法加算Ⅰ＋外来化学療法加算Ⅱ			入院化学療法算定回数(様式1)		
	2008年11月	2009年11月	2010年11月	2008年11月	2009年11月	2010年11月
①都道府県庁の所在する二次医療圏にある施設	16.6	21.9	27.9	8.3	8.3	8.4
②基本診療料の施設基準別表第6の2の地域にある施設	9.8	14.8	20.2	5.6	6.0	6.0
①-②	6.8	7.1	7.7	2.7	2.7	2.4

出典：2010年度特別調査「化学療法等の外来・入院別実施状況調査」.

て，外来では年々格差が広がっていることがわかる．

現行の診療報酬制度でも医療資源の少ない地域には専従要件の緩和等一定の配慮がなされているが，"がん難民"ならぬ"がん診療格差"を解消すべく何らかの政策的検討が求められる．

● 犠牲的精神の現場？

以上，本章ではDPCと外来抗がん剤治療との関係について述べてきたが，国が2006年に公表した『がん診療連携拠点病院の整備に関する指針』では，「外来抗がん剤治療室が設置されていることが望ましい」としている．実際，がん診療連携拠点病院における外来化学療法加算Ⅰ＋Ⅱの算定日数をみると，逓増傾向にある．2010年11月で1日当り67.5件に及び，入院化学療法日数の3.6倍となっている．同様にこれを医師1人当りでみても，同月比で2.4倍(2008)，2.9倍(2009)，3.6倍(2010)となっている．患者急増に対して限られた医師数で何とかこなすというなかば犠牲的な精神で対応している診療現場の姿が浮かび上がる．ちなみにがん診療連携拠点病院の外来化学療法の様子をざっと眺めてみると，病床数では6〜10床がもっとも多い．診療報酬と現状との乖離をいかに埋めるかが今後の政策課題といえる．

文献

1) 医学通信社(編)：DPC点数早見表. 2012, p.10.
2) 渡辺　亨・他：時代を読む：診療所サイズのがん外来化学療法が始まる. Mebio Oncology, **1**：79-82, 2004.
3) 厚生労働省：外来通院がん治療の安全性の確立とその評価法に関する研究(主任研究者 坂　英雄；国立病院機構名古屋医療センター). 2002.
4) 渡辺　亨・他：がん診療レジデントマニュアル，第3版. 医学書院, 2003.
5) Hughes, W. T. et al.: Guidelines for the use of antimicrobialagents in neutropenic patients with cancer. Clin. Infect. Dis., **34**：730-751, 2002.
6) 濃沼信夫：高度化する癌化学療法が家計を圧迫−経済的理由で治療変更せざるを得ない患者も. 第45回日本がん治療学会抄録, 2007, pp.24-26.

＊　　＊　　＊

"医療の見える化"の現状と課題
——P4Pは日本になじむか

The issue with "Healthcare through data"——Is P4P applicable in Japan?

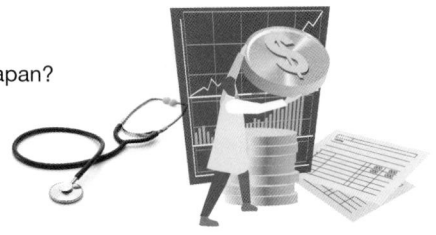

◎ "医療の見える化"が叫ばれて久しいが，日本はICT化によって獲得したデータをかならずしも有効活用しているとはいえない．しかし，わが国の高齢化のスピードやいまの財政状況を考えると，今後は医療を提供する側にも一定のデータ分析に基づく"可視化"が求められる．その場合のキーワードは"医療の質の向上と効率化の同時達成"である．一般に，経済的動機付けを行えばこうした方向に進むとされるが，諸外国におけるP4Pの試みをみるとかならずしもそうなっていない．これは医療分野におけるKAIZEN運動は経済的合理性だけでは動かないことの証左かもしれない．事実，医療にかけるコストと年齢や合併症などのリスク調整後の死亡率はトレードオフ(反比例)の関係にあるとされるが，同じコストでも死亡率に相当なバラツキがある．逆に同じ死亡率を達成するのに要するコストにもバラツキがある．P4Pに先がけてP4Rが求められる．

Keywords　P4P，KAIZEN，リスク調整，日本ミニマム創泌尿器科内視鏡，P4R

● 求められる"医療の質の向上と効率化"の同時達成

第5・6章ではDPCを支払方式に使用した時の課題について述べてきたが，このデータを利活用すれば「医療の見える化」も可能だ．

図1はDPC関連データを使って"医療の質の可視化"を試みたものだ．世界に冠たる自動車工場をつくり上げたトヨタではこれを"見える化"という．この考え方を医療界に導入すると，たとえば心血管疾患では一見すると死亡率の低い病院では，入院中の医療費が高くなることがわかる．

しかし，この図をもって"良質な医療を提供するには相応の費用がかかる"とするのは早計だ．というのも非効率な医療供給により"見かけ上"のトレードオフが生じているかもしれないからである．むしろ，ここで注意すべきは，A，B，C病院はE，J病院に比べて死亡率はあまり変わらないが，約50〜100万円以上の医療費をかけているという事実．

これは，裏返せば全国の急性期病院が比較的安い医療費でそれなりの実績を上げることができる証左ではないか．たとえば，"早い，安い，うまい"M病院を"ベスト・プラクティス"として全国の急性期病院がこの病院をめざせば，医療費削減と医療の質の向上を同時に達成できると考える．

● P4Pの先行事例

事実，諸外国では"pay for performance＝P4P(一定の治療成績に加算をつける)"という政策が導入されている．たとえば，イギリスでは全GPを対象にP4Pが評価尺度として用いられている[1]．Dsuheikoらによれば，10疾患のうち脳卒中についてはGPの良質なパフォーマンスと入院医療費の削減は関連していたという[2]．イギリス全体ではGPにおける脳卒中診療の質を10%改善させると，年間入院費用を3,000万ポンド削減できることが示唆された．その主因は救急入院と外来受診の減少にあったという．

同様の研究は台湾でも行われている．Chengらは，1995年に国民皆保険制度を達成した台湾で

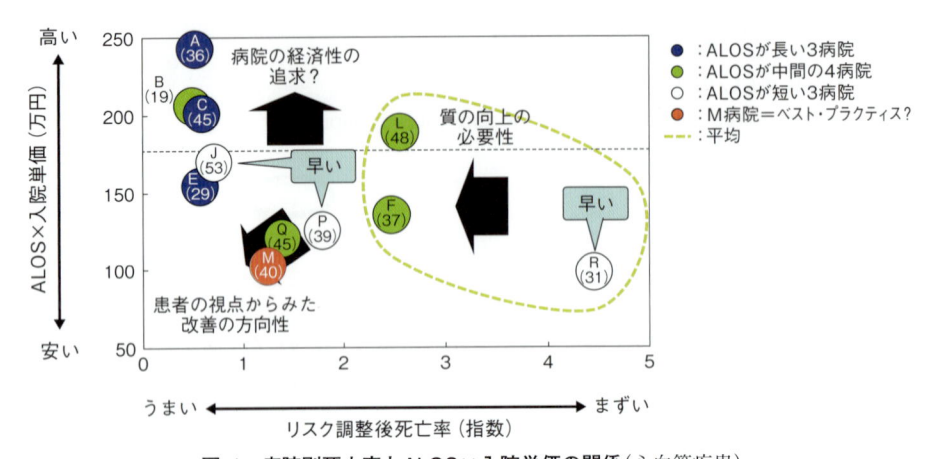

図 1 病院別死亡率とALOS×入院単価の関係（心血管疾患）
M病院は患者の視点からみるといい病院である．これを採算性とどう結びつけていくかが鍵．
％( )内はPCI実施割合．ALOS：average length of stay（平均在院日数）．

2001年から導入されている糖尿病に対するP4Pプログラムが医療利用と医療費に与える影響を4年間にわたって追跡した[3]．同プログラムでは自由意思で参加した糖尿病専門医が患者を募集し，参加医師には一定の報酬が払われている．介入群は2005年にP4Pプログラムに参加した18歳以上の2型糖尿病患者20,934人で，そのうち9,694人がその後4年間継続的に参加した．他方，対照群はP4Pプログラムに参加した医師が診療している糖尿病患者のうち，このプログラムに参加していない患者から傾向スコアマッチングにより選択した（第4章で紹介）．その結果，介入群は対照群に比べてプログラムに参加後，糖尿病に特異的な検査を有意に多く受けていた．4年間で両群の差は徐々に縮小したが，最終年時でも有意な差があったという．また，糖尿病関連の外来受診は介入群では1年目のみ有意に多かったが，糖尿病関連の入院は1～4年目とも有意に少なかった．さらに，（糖尿病非関連分も含む）総医療費は介入群では1年目は対照群に比べて有意に高かったが，P4Pプログラムに4年間継続的に参加した患者は2年目以降も対照群より低くなったという．

であれば，わが国でも質の向上と効率化の同時達成を実施している医療機関（図1でいえばM病院）には，一定の経済的インセンティブを検討してもよいのではないか．

● 草の根から努めた"病院可視化ネットワーク"

それにしても"一物一価"が原則のわが国で，どうしてこんなに病院間格差があるのだろう．そもそも医療の質や治療成績のバラツキを決定する要因は何だろうか．さらに医療の質向上に必要な"打ち手"はあるのだろうか．実は我々が"医療の見える化"をはじめたのは，同じ疾患でも手技の選択により死亡率などに大きな違いがあることがわかったからだ．運不運で自らの命が決まるとしたら，強制的に社会保険料を払わされている国民はたまったものではない．

また，巷では"大学病院のほうが一般病院より優れている"とか"症例数が多いほうが治療成績が高いのは自明の理"とされるが，本当だろうか．こんなことをいうと読者は"おや？"と思うかもしれない．医療は確立された分野のようにみえるが，未解明の部分も多いのだ．

そこで"勝手連"で05年7月11日に立ち上げたのが"病院可視化ネットワーク"である．幸い全国13病院（当時）から計44,000件のデータ提供を受け，患者の医療機関の選択，重症度・合併症，治療プロセス，医師の技術，他の臨床医の技術，

病院・組織の技術，医療成果の観点から分析を行った．

その結果，先出の心血管疾患について，内科医が行う経皮的処置（Percutaneous Coronary Intervention：PCI）と外科医が行うバイパス手術（Coronary Artery Bypass Graft：CABG）のリスク調整後の死亡率を求めると，病院間格差はともに8倍にも達していた．特にR病院はマスコミによく登場する有名な病院だが，なぜか心血管疾患の死亡率は高い．

ここでリスク調整とは患者の属性や重症度を調整したうえで，病院ごとに医療成果（院内死亡率，治癒・軽快，後遺症の発生）がどの程度異なるかを計測することをさす．

リスク・ファクターとしては，病院から回収したDPC関連データを活用して，つぎのような項目を選択した．

・心血管障害：年齢，性別，Killip（心筋梗塞）分類，CCS（狭心症）分類，合併症（糖尿病，高血圧，腎不全，脳血管障害）
・がん：年齢，性別，癌の部位（食道，胃，肺など），癌のステージ
・脳血管障害：年齢，性別，入院時の意識障害（JCS），疾病の種類（くも膜下出血，脳梗塞など），合併症（糖尿病，高血圧，腎不全，心血管障害）

つまり重症患者は死亡リスクが高いので，それを調整したというわけだ．なぜDPCデータを使用したかといえば，約1,600の病院が当該データを厚生労働省（以下，厚労省という）に提出しているからである．つまり国は大量の患者データを保有しているが，有効に使っていないのだ．これを"不作為"とよばずして何というのだろう．情報公開法を使って個票データの入手を試みたが，個人情報保護法を理由に断られた．

しかし，患者データは病院が国に提出する段階ですでに匿名化されており，何の問題もないはずである．厚労省は，医療の実態を白日の下にさらすと，年金問題や薬害肝炎患者のデータ消失と同様，責任問題に発展するので，"見える化"したくないのだろう．臨床現場からみて，こうもピンボケの医療政策が多いのはこのためだ．

厚労省の最大の悲劇は医療界を鳥瞰するデータベースをもっていないことである．"患者調査""医療施設調査・病院報告""社会診療行為別調査"など，行政統計はあるがどれも断片的な集計データで，とても定量分析に耐えられない．これではいま，どの医療機関にどのような医師が何人いて，どのような患者にいかなる診断・治療が行われ，どれだけの治療成果をあげているかがまったくわからない．そこで，厚生労働大臣に対する世直し提言をめざし，病院が汗水垂らして国に提出しているデータを研究目的でお借りしたというわけである．

なお，DPCのデータは7～12月という6カ月分のデータしかないので，本研究では実際の死亡率は使わず，死亡率の"固有効果"を計測した．

ここで"固有効果"とはその病院の固有の要因により死亡率や術式の選択がどの程度影響を受けるかを示すものである．かりに固有効果が1以上であれば平均以上に死亡率が高く，1以下であれば平均よりも死亡率が低いことを示す．若干難解であるが，欧米諸国ではこうした方法で医療の質の評価や病院ランキングを行っている．

幸い同ネットワークに参加する病院は100を超え，データ提供に協力いただいている病院にはその特典として"出前ワークショップ（WS）"を無料で実施している．実際，病院に出かけていって全職員を前にどこが問題かを指摘する．ときには逆ギレされて病院から逃げ帰ってくることもあるが，ほとんどの病院職員は我々のプレゼンを真剣に聞いてくれる．それは，どの病院も最善の患者サービスをめざして日夜，努力しているのだが，自らのポジションがよくわからないからだ．

つまり"他流試合"をしたことのない日本の病院は他の病院と比較して何が得意で，何が不得手かがわからない．病院自体がそのような状況であれば，患者は何を根拠に医療機関を選択してよいのかよくわからない．患者に見せる前に，医療機関どうしが一定の情報を共有しなければ，"KAIZEN"など起こりようもない．著者が医療の"見

える化"をライフワークにしたのもそのためだ．

● P4Pによる行動変容はあるのか

とはいえ，医療の質を可視化するという試みは世界中ではじまっているが完璧なものはない．

たとえば，メディケア・メディケイドセンターとPremier Inc（全米規模の病院チェーン）が共同実施した"医療の質に基づく支払いモデル事業"（2004～2008会計年度）はつとに有名だが，意外な結果が報告されている．参加した260の急性期病院（以下，参加病院）とそれに参加しなかった780病院（同，不参加病院）の医療の質（急性心筋梗塞，心不全，肺炎の診療パフォーマンスの平均）を比較した．その結果は興味深く，モデル事業開始後3年間は参加病院の平均得点が非参加病院のそれを有意に上まわっていたが，5年目には両者の差はほとんどなくなったという[4]．得点の改善がとくに大きかったのも，元々経営状態がよい病院や病院間競争が少ない地域にある病院であった．

さらにJhaらは同事業から得られた6年間のデータを用いて患者アウトカムを調査している[5]．急性心筋梗塞，うっ血性心不全，肺炎，冠動脈バイパス手術（CABG）実施患者（合計約600万人）の，2003～2009年の入院後30日以内の死亡率（以下，死亡率）の変化を比較した．その結果は当局の発表と整合的で上記4疾患の合成死亡率は調査開始時も，調査開始後の四半期ごとも同水準であった．また，調査開始時に成績が不良だった病院に対象を限定しても死亡率が低下するとのエビデンスは得られなかったという．

これに対してイングランドにおけるP4Pはうまくいっている．このプログラムは，2008年にアメリカの例を参考に"質向上"を目的に導入された．NHSに加入する24の病院で，肺炎，心不全，急性心筋梗塞リスク調整後の院内死亡率を解析したところ，いずれも有意に低下したという[6]．成功の鍵は，アメリカに比べてイギリスのプログラムは成功報酬の全額が大きく，質の向上活動に対する病院の投資額が大きかったことが関係しているようだ．

● 病院・医師は変えうるのか

それにしても経済的動機付けだけで病院のパフォーマンスは変わるだろうか．そもそも医師が選択する術式や治療方法など変えることができるのだろうか．

試みに，胃癌の術式の選択が「胃癌治療ガイドライン（日本胃癌学会）」に添ったものかどうかを検証したところ，ステージ1の癌患者に胃全摘術が8例も施行されていることがわかった．通常，ステージ1では胃の全摘は行わないのだが，この8人の患者は納得して全摘手術を受けたのだろうか．運が悪かっただけでは片づけられない．

これに対してステージ4の患者は手術の適応外とされるが，驚くなかれ30％もの頻度で手術療法が選択されていた．患者側が無理とわかっていながら手術を要望したのであれば，手術偏重の日本の癌治療の証左といえる．しかし，病院間のバラツキは大きく，手術頻度が20％を下まわっている一般病院があるかと思うと50％を超えている大学病院もあった．

同様に，くも膜下出血の患者についてもクリッピングおよび血管内手術の実施率をJCS（意識レベル）別にみたところ，JCS 300で，一定の刺激に反応がなく手術療法は適応外にもかかわらず約2割の患者は手術を受けていることがわかった．当該手術も病院間のバラツキが大きく，100％手術が選択されている病院もあった．また，日数別に手術を受けた患者の割合を累積分布にしたところ，"時間が勝負"の疾患にもかかわらず，1週間またないと手術が受けられない患者もいた．

● 技術革新の検証も！？

他方，"医療の見える化"は技術革新の検証にも利用可能だ．たとえば，ミニマム創内視鏡下手術は腹腔鏡下手術に比べると侵襲性が同等程度に低いとされる．また，廉価なこともあってか2008年

表 1 内視鏡手術は，QOL の向上と費用対効果に優れる

変数	全体 (n=396)			K773［腎(尿管)悪性腫瘍手術］ (n=253)			K773-2［腹腔鏡下腎(尿管)悪性腫瘍手術］(n=143)			p 値
量的変数	平均	±	標準偏差	平均	±	標準偏差	平均	±	標準偏差	
年齢(歳)	65.114	±	11.832	66.534	±	10.961	62.601	±	12.894	0.005**
在院日数(日)	17.682	±	10.197	18.743	±	11.644	15.804	±	6.565	0.004**
術前日数(日)	3.194	±	3.362	3.375	±	3.905	2.874	±	2.055	0.904
術後日数(日)	13.487	±	9.096	14.368	±	10.227	11.930	±	6.382	0.000**
医療費(円)	1,127,510.232	±	449,370.098	1,129,517.431	±	537,064.268	1,123,959.035	±	223,205.221	0.000**

Mann-Whitney 検定．**：$p<0.01$．

表 2 死亡率と経営指標との相関係数（Spearman の ρ）

経営指標		医療の質		
		AMI 死亡率	がん手術 死亡率	全病床 死亡率
収益性	医業利益率	−0.057	−0.164	−0.120
	患者1人1日当り入院収益	−0.232	−0.387*	−0.039
	病床利用率	−0.091	−0.102	−0.298
	CMI 調整平均在院日数	0.332	0.124	0.121
生産性	稼動病床1床当り入院収益	−0.314	−0.290	−0.047
	医師1人当り医業収益	0.144	0.222	0.128
	看護師1人当り医業収益	−0.336*	−0.160	−0.419*
	職員1人当り医業収益	−0.301	−0.174	−0.324
効率性	患者1人1日当りコスト	−0.030	−0.092	0.329*
	給与費比率	0.338*	0.333	0.248
	医薬品費率	−0.432**	−0.027	0.205

*：$p<0.05$，**：$p<0.01$ %．

4月に"腹腔鏡下小切開手術"という名称で5種類の術式が保険収載された．

日本ミニマム創泌尿器科内視鏡外科学会のホームページによれば，当該手術は"開腹手術の改善手技"とある．今後，QOL の向上と費用対効果に勝る内視鏡手術は外科領域の主流になりうると予想される．事実，類似手術とされる K773-2"腹腔鏡下腎(尿管)悪性腫瘍手術(2010 年 4 月より 42,300 点から 63,450 点に)"においても K773"腎(尿管)悪性腫瘍手術(32,900 点)"と同様の知見を得た．より具体的には 2008 年度の DPC 関連データ(60 病院 396 症例)を用いて分析を試みたところ，"腹腔鏡下腎(尿管)悪性腫瘍手術"は"腎(尿管)悪性腫瘍手術"に比べて在院日数および術後日数が短いことがわかった(表1)．

在院日数・術後日数の短縮は病院の入院収入のダウンを意味する．すなわち，この手技を選択すると入院日数が短いだけでなく，医療費も有意に低くなる．これが医療経済と医業経営の"パラドックス"だが，悲しいかな医療の質の指標と経営指標(収益性，生産性，効率性)はまったく相関がない．

表2は本病院可視化ネットワークで回収したデータを使って医療の質を表す急性心筋梗塞の(リスク調整後の)院内死亡率および癌手術死亡率などと医業利益率および稼働病床1床当り入院収益などの経営成績との関係を調べたものだが，負の相関こそあれ統計的有意差はない．改めて現行

の診療報酬が努力する者が報われる体系になっていないことを示唆するものである．

● 質の向上と効率化の同時達成は可能!?

これに対して，DPC対象外のミニマム創内視鏡下手術では若干，事情が異なる．曽我らによれば，収入の面ではミニマム創内視鏡下手術の全請求額の平均値が先進医療時に938,000円，腹腔鏡手術966,900円と後者のほうが28,900円の高額になるという[7]．

これに対して，術中のディスポーザブルの機器の使用額の平均値は，ミニマム創内視鏡下手術で28,230円，腹腔鏡下手術で139,800円であり，同様に後者のほうが111,570円高額になった．これはミニマム創内視鏡下手術のほうが収入に比して材料費節約額が大きいことを意味するものだ．換言すれば，手術料収入から材料費を控除した限界利益はミニマム創内視鏡下手術のほうが大きいことを示唆するもので，病院経営上のメリットも大きく，当該手術の今後の普及が期待される．

ちなみに，アメリカでは過去10年間，前立腺癌の発生率は安定しているが，前立腺摘出術は2005年を底として上昇に転じ，2005〜2008年に60%も増加しているという[8]．とくにロボット支援の腹腔鏡下前立腺摘出術の数は，同期間に4倍も増加しており，それが根治的前立腺摘出術の85%を占めているとされる．

しかし，2010年に発表された体系的文献レビューによれば試験中ランダム化試験は2件のみで，アウトカム研究はほとんど行われていない[9]．つまり技術革新の検証をするにもデータが不足しているのである．

● P4Pの前にP4R

だとするとP4Pを導入する前にP4R（Pay for Reporting）が先決ではないか．事実，さきに紹介した本可視化ネットワークの参加病院で2004年にベスト5，ワースト5に入った病院の軌跡を追ったところ，その格差は縮まっていることがわかった．通常，"KAIZEN"は地味な努力の積み重ねとされるが，"病院や医療者を変える"ことが可能なことを示すものである．

P4P導入のポイントは，臨床指標やガイドライン準拠率の達成度や改善度に応じて一定の経済的インセンティブを与えると，病院または医師が改善運動に向けて動き出すかどうかだ．実際2008年度の診療報酬改定以降，わが国の診療報酬にも一種の"成果主義"が導入されている．たとえば，脳血管疾患や脊髄損傷の患者が入院する回復期リハビリテーション病棟で，重症な患者をより多く在宅に復帰させた場合には一定の加算がつく．しかし，こうした成果主義が"質に応じた評価"として，わが国の医療界になじむかどうかは依然として未知数だ．P4Pを日本に導入するというならば，欧米諸国の先行事例にならって一定の資金を使ってP4Pに関する社会実験を行うべきである．

たしかに医療の標準化は"言うはやすく行うは難し"だ．しかし，だれかが指標をつくりスタートしなければ何もはじまらない．"継続は力なり"という言葉を肝に銘じて，今後も国の助成を受けない草の根の"病院可視化ネットワーク"を拡大・発展させていきたいと考える．

文献

1) Kang, D. C. et al.: *Eur. Urol.*, **57**: 930-937, 2000.
2) Dsuheiko, M. et al.: *J. Health Economics*, **30**: 919-932, 2011.
3) Cheng, S. H. et al.: *Medical Care*, **50**: 109-116, 2012.
4) Werner, R. M. et al.: *Health Affairs*, **30**: 690-698, 2011.
5) Jha, A. K. et al.: *N. Engl. J. Med.*, **366**: 1606-1615, 2012.
6) Makarov, D. V. et al.: *Medical Care*, **49**: 333-339, 2011.
7) 曽我倫久人，杉村芳樹：泌尿器外科，**21**：1251-1256, 2008.
8) Sutton, M. et al.: *N. Engl. J. Med.*, **367**: 1821-1828, 2012.
9) Barry, M.: *Medical Care*, **49**: 340-342, 2011.

クリニカルパスの普及は何をもたらすか
——医療の標準化は可能か

What does clinical pathway bring to delivery and management of health care?
——Is it possible to standardize the health care?

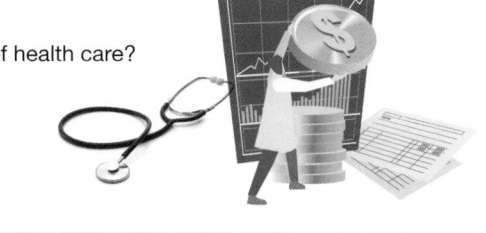

◎クリニカルパスは医療の標準化に必須とされるが，電子クリニカルパスはかならずしも普及しているとはいい難い．しかし，最近はDPC関連データを入力すると自動的に代表的パスを作成する市販ソフトも出ており，パス自身は"医療の標準化"に不可欠なツールといえる．いったんビッグデータが集まれば，一定のベンチマークやシックスシグマ活動という形でリスクマネジメントにも応用可能である．事実，パスはMRSAの解消にも有用なことが著者らの実証研究において示唆された．今後は医療費の6割を占める外来医療費の適正化を実現すべく，一般開業医や歯科医師を対象とした"外来版DPC"の開発が求められる．

Keywords クリニカルパス，ビッグデータ，リスクマネジメント，ICD，ベンチマーク，シックスシグマ

そもそもDPC導入の目的は医療の標準化にあったはず．2003年4月にDPCがスタートしたことで果たして医療の標準化が進んだかはよくわからないが，その"ツール(道具)"たるクリニカルパスはすこぶる普及した．そこで本章ではクリニカルパスが医療経済的に有用か否かを"見える化"する．

クリニカルパスとは，"患者状態と診療行為の目標，および評価・記録を含む標準診療計画であり，標準からの偏位を分析することで医療の質を改善する手法"と定義されている(日本クリニカルパス学会用語・出版委員会；2014年4月)．パスはアメリカではじまり，日本の医療界には1990年代半ばに導入された．従来，わが国では同じ医療機関でも担当医の経験や判断によって違う方針がとられていた．それを標準化したのがパスである．通常，パスは，①医療者用と②患者用の2つが存在するが，ひとつのパスをつくり上げるためには多くの医療スタッフが相当の時間を費やす．各医療機関ごとに質の高い医療を追求し，その結果をスケジュール化するのだ．

最近は電子パスを導入する病院も出現し，その是非を議論するところまで来ている．

圧巻は東京女子医科大学附属病院の"クリニカルパス推進バッジ"．パスの啓蒙をはかるために考案されたこのバッジを116名の職員に付与したところ，パスの運用総数が1,769(うち電子化されたパスが581)に達したという[1]．運用からわずか2年の快挙だ．

● 問題山積の電子パスと解決策

しかし，こうした病院は少数派で，多くの病院がパスの電子化で悩みを抱えている．それではパスの電子化は意味がないのだろうか．そうではない．

近年，DPC関連データ(E・Fファイル)を入力すると自動的にDPC14桁ごとに代表的パスを作成してくれる市販ソフトが普及している．このソフトを活用すれば，他病院とのベンチマークが可能である．図1はその一例である．

白内障の代表的なパス事例を比較検討したところ，A病院はほとんどの症例(116症例/142症例)が入院翌日に手術を行っていることがわかった．

A病院	1日	2日	3日	4日
診察			3,500円 ■薬剤管理指導料	
投薬	1,790円 クラビット ジクロード 点眼・点鼻			4,340円 クラビット ジクロード 点眼・点鼻
注射		1,910円 フルマリン 静脈内注射 大塚生食注	3,820円 フルマリン 大塚生食注 静脈内注射	
処置			450円 創傷処置	450円 創傷処置
手術		147,730円 ■水晶体再建術 ★オペガ ★ビスニ		
検査	2,330円 細隙燈顕微 精密眼圧測 精密眼底検		2,530円 精密眼圧測 矯正視力検 精密眼底検	2,350円 精密眼底検 精密眼圧測 細隙燈顕微
画像				
その他				
入院	17,210円 一般病棟 入金基本料 ほか	17,210円 一般病棟 入金基本料 ほか	17,210円 一般病棟 入金基本料 ほか	17,210円 一般病棟 入金基本料 ほか
食事	1,356円 ■入院時 食事療養	1,432円 ■入院時 食事療養	2,148円 ■入院時 食事療養	716円 ■入院時 食事療養

B病院	1日	2日
診察	3,500円 ■薬剤管理指導料	
投薬	2,920円 クラビット セフゾン カプセル ブロナック	70円 調剤料(入
注射	810円 セファメジン 静脈内注射 ★生理食溶解	710円 セファメジン 静脈内注射 ★生理食溶解
処置		450円 創傷処置
手術	138,560円 ■水晶体再建術 ■ヒーロン ■ビーエス	
検査		1,790円 精密眼圧測 精密眼底検 細隙燈顕微
画像		
その他		
入院	22,000円 一般病棟 入金基本料 ほか	20,800円 一般病棟 入金基本料 ほか
食事	1,330円 ■入院時 食事療養 ■食堂加算	1,330円 ■入院時 食事療養 ■食堂加算

図1 パス事例の比較(白内障,水晶体の疾患)
片眼(020110xx97×0x0x).

そして,術後から退院までの日数は2日間の症例がもっとも多く(85症例/142症例),A病院において入院から退院まで4日間が標準治療になっていることがうかがえる.これに対して当該疾病の在院日数が短いB病院では,手術当日あるいは翌日の退院が多くなっている.今後,A病院で当該疾病に対してさらなる在院日数の短縮をはかるのであれば,術前/術後に行われている処置・諸検査を見直し・検討することが必要になると思われる.

医療安全に向けた可視化の試み

こうした病院へのフィードバックは本分野で展開している"病院可視化ネットワーク"のなかで行っているものだが,最近の医療のICT化はすさまじいものがある.いったん,ビッグデータが集まれば"医療のリスクマネジメント"も可能になる[2].

最近はすこしほとぼりが冷めたが,今世紀に

入って医療事故の報告が急増した．

ことの発端は，1999年1月に発生した横浜市大病院における取り違え事故(心臓病と呼吸器疾患の患者を取り違え手術を施行)である．その翌月には都立広尾病院で消毒薬を間違えて注射し，患者が死亡するという"痛ましい事故"が発生した．この2つの医療事故を契機に，マスコミは堰を切ったように医療界の"Black Box"(密室性)を批判しはじめた．それ以降，新聞やテレビで"医療事故"という言葉を耳にしない日はない．この2つの事件はわが国の医療界にとって"青天の霹靂"だったわけである．

そこで厚生労働省は，①医療安全に対策に関係する情報提供，②医療安全推進週間の制定(2002年度は11月24日～30日)，③医療安全対策のグランドデザインの策定，の3本の柱を据え，漸次医療安全対策を推進していくとした．

とくに，①の情報提供については医療安全対策ネットワーク整備事業を重点事業としている．これは特定機能病院や独立行政法人国立病院機構においてインシデント事例(事故には至らずも"ヒヤリ"としたり"ハッ"としたりした事例，いわゆるヒヤリ・ハット事例)を収集し，発生要因や改善方策について検討しているもので，2001年10月から行われている．

続く2002年4月には国は特定機能病院における医療事故(インシデント，アクシデント事例)数を公表した．それによれば2000年4月から2002年2月までに全国82の特定機能病院で，平均2,275件のニアミス，183の事故が発生したという．そのうち，患者が死亡や重体など重篤な症状に陥ったのは平均4.7件であった．82病院のうち，もっとも事故が多かったのは2,926件と報告した関東地方の大学病院であり，500件以上の病院は9病院，ゼロ件と報告した病院も3病院あった．

ここで興味深いことは，医療の質を示す指標(患者1,000人当りのインシデント事例数，患者1,000人当りのアクシデント事例数，患者1,000人当りの重篤な事例数)と経営の質を示す指標(CMI調整前・後の医業収支率，経常収益に占める補助金収入の割合)にはまったく相関がないことである．

つまり経営成績がよいからといってかならずしも医療の質が高いというわけではないのだ．さらに，100床当りの医師数・看護師数，さらにはCMIと医療事故率との間にも相関がなかった．

これは医療スタッフが多いからといって医療事故が少なくなるわけではないことを示唆するものだ．ただし，この報告は自己申告である．また，"医療事故"の定義が病院によって異なり，軽微なミスもきちんと報告した病院と，重篤なものだけを報告した病院もあった．単純に報告件数が2,926件の病院は事故率が高く，ゼロ件の病院が安全ともいえない．大学病院における医療事故が増えている昨今，"医療の透明性"を高めるうえでも一定のデータの公開が求められる．

このほか，ずさんな院内感染対策が明らかになったことから，厚生労働省は院内感染対策サーベイランスも導入している．

● 医療事故防止に向けた2つの提案

しかし，その方法論は依然として"暗中模索"といわざるをえない．

それではわが国の医療界はどうやって医療安全対策を実行したらよいのだろうか．ここでは2つの方法を提案したい．

1．医療事故率に関するベンチマーク

まず第1は自らのポジションを明らかにすることである．そのためには自院はそもそも医療事故が多いのかどうかを把握することが必要で，一定のベンチマークが有用だ．実際，ICD(International Classification of Diseases)を駆使すればリスクマネジメントにも応用できることがわかった．ICDとは国際疾病分類と訳されるが，WHOによってつくられたもので，国際的な疾病および死因統計を作成するためのコード体系である．たとえていうと，この世に存在するすべての病気にはいわば背番号がつけられているといったイメージである．これまでに何度か改定され，現在は第

10版が普及しており，ICD-10とよばれる．このICD-10のなかには約15,000の病名コードがあるので，約15,000人の背番号のついた選手が登録されているということである．ICDはコーディングされてはじめて意味をもつ．

ICDコーディングとは医師が記載したカルテをみて該当する診断名を把握し，それをICD番号に振り返る作業のことをいう．診断名だけではなく処置・手術名もコーディングの対象になる．正確なコーディングをするためには，ある程度の医学的知識とカルテを読解する力，そしてICDのルールを身につけていることが条件となる．しかし，わが国ではICDに精通している病院がいまだ少ないため，正確なコーディングができているとはいい難い．

そこで我々はICDに長けた都合36病院を抽出して医療事故に関する一定のベンチマーク事業を行った．具体的には，2種類の合併症に着目した．"憂慮すべき合併症(医学的には存在しないはずの合併症)"と"予期される合併症"（一定の確率で起こりうる合併症）である．それが統計的にみて問題があるくらい頻繁に発生しているかどうかを調べた．

まず憂慮すべき合併症として，①ガス壊疽(褥瘡や術後創を伴うもの)，②頭蓋内および脊椎管内膿瘍(ドレナージ目的の手術を除く開頭術を伴うもの)，③無酸素性脳障害(二次診断名として記載されているもの)，④処置中不注意に残された異物，⑤処置中不注意に残された異物による急性反応，⑥ABO因子不適合反応，Rh因子不適合反応，⑦空気塞栓症，⑧医療の合併症の計8つを選択した．

ここで無酸素性脳障害とは脳への酸素供給途絶をいう．その原因としては，上気道の閉塞や下気道の障害，肺塞栓，呼吸抑制などが考えられる．主病名が"溺水"など，医原性とは考えにくいケースもあるが，本事業では"要確認"の意味も含めてあえてカウントした．図2はその結果を示したものである．本事業では⑥と⑦のような不適合反応はさすがに一件も見当たらなかったが，その他の憂慮すべき合併症は残念ながら散見される．とくにNo.19の病院は③と⑤に該当する症例が0.08%を超えており，リスクマネジメント上注意を要する．

これに対して"予期される合併症"とは医学的に一定の頻度で発症が予想されるもので，術後出血したケースや術後感染などがこれに該当する．たしかにやむをえない合併症なので，これをゼロに抑えることは困難だが，一定の標準よりも頻度が高ければ全般的に医療の質に問題があるといえる．

2. 医療事故を事前に防ぐ方法

第2は産業工学の発想をとり入れて事故を事前に防止するということである．具体的には他産業における取組みを参考にしたらどうか．とくに日本を世界に冠たる"技術大国"にもち上げた製造業における取組みは参考になる．その一つがシックスシグマ活動である．

シックスシグマ(6σ)とは統計学から由来する用語で，品質改善の世界では"100万個のうち3.4個"の不良品しか許さない品質レベルを表す．この品質レベルは航空業界の安全性と匹敵するものである．従来からのTQCと異なるのはTQC(Total Quality Control)が"ボトムアップ"がベースなのに対して，シックスシグマは"トップダウン"が改善運動の中心だ．現場における草の根的な活動を主体とするのではなく，シックスシグマでは問題の提起，人選，プロジェクトの進捗管理など，多くの場面において経営トップの関与を前提としている．

もともとはアメリカのモトローラ社が1990年代に日本のTQCを参考に開発した手法だが，1995年よりアメリカのGEが社をあげて展開し，一躍有名になっている．

詳しく説明すると，シックスシグマは5つの基本ステップからなるプロジェクトを遂行し，それを継続的に繰り返すことで，目標とする品質をめざす．5つのステップとはCTQ(Critical to Quality=お客様にとって重要な品質特性)を特定し，プロジェクトのテーマを"定義"するフェーズ，

図2 憂慮すべき合併症

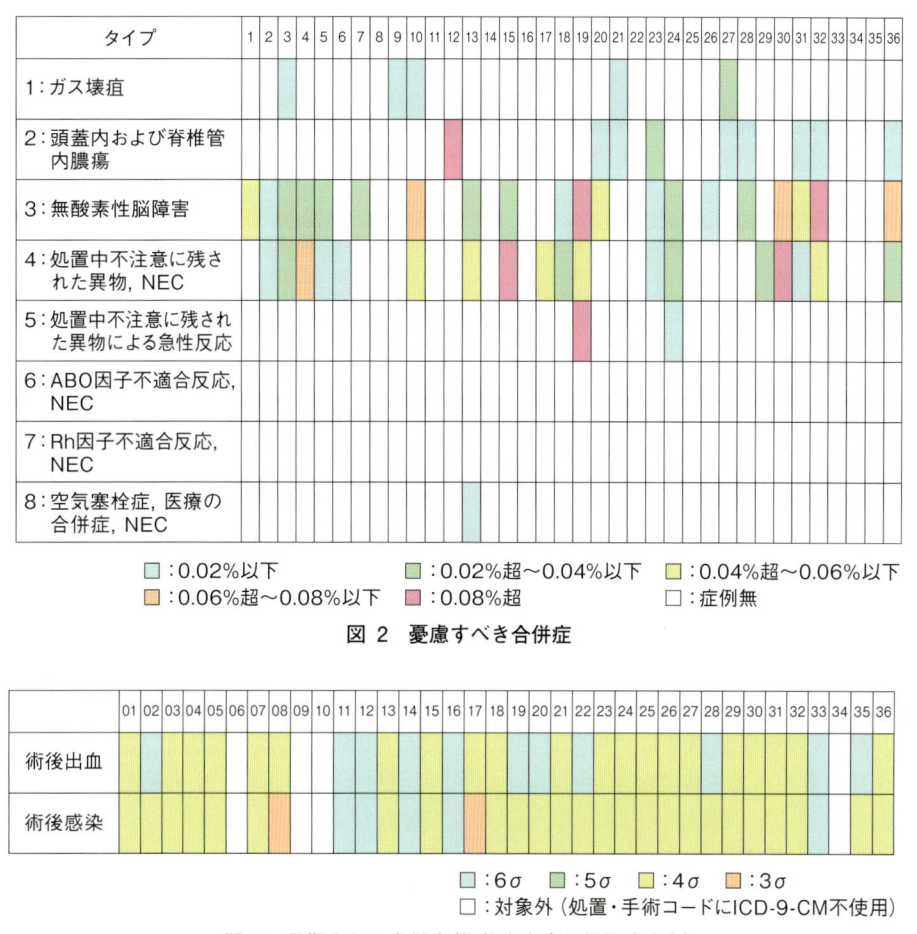

タイプ	1	2	3	4	5	6	7	8	9	10	11	12	13	14	15	16	17	18	19	20	21	22	23	24	25	26	27	28	29	30	31	32	33	34	35	36
1：ガス壊疽																																				
2：頭蓋内および脊椎管内膿瘍																																				
3：無酸素性脳障害																																				
4：処置中不注意に残された異物, NEC																																				
5：処置中不注意に残された異物による急性反応																																				
6：ABO因子不適合反応, NEC																																				
7：Rh因子不適合反応, NEC																																				
8：空気塞栓症, 医療の合併症, NEC																																				

凡例：0.02%以下／0.02%超〜0.04%以下／0.04%超〜0.06%以下／0.06%超〜0.08%以下／0.08%超／症例無

図3 予期される合併症（術後出血率と術後感染率）

	01	02	03	04	05	06	07	08	09	10	11	12	13	14	15	16	17	18	19	20	21	22	23	24	25	26	27	28	29	30	31	32	33	34	35	36
術後出血																																				
術後感染																																				

凡例：6σ／5σ／4σ／3σ／対象外（処置・手術コードにICD-9-CM不使用）

そのうえでデータを収集，"測定"し，いろいろな統計手法を活用して"分析"．そして分析結果に基づいてプロセスを"改善"，改善された結果が定着するよう"管理"することである．この5つのステップを通し，品質特性をさまざまな形で数値化し，データを収集することがシックスシグマを進める上での基本スタンスである．

ちなみに，先出の憂慮すべき合併症をシックスシグマにあてはめるとどうなるだろうか．100万回中の欠陥数，いわゆるDPMO(Defects per Million Opportunity)がどのくらいかをみたところ，平均的な企業の水準値といわれる4σ(100万回中234以上6,210件以下の欠陥数)をすべての病院が上まわっていた．

とくに，No.8，No.11，No.14，No.16，No.22，No.33，No.35の病院は産業界では理想的な水準といえる6σ(100万回中3.4件以下の欠陥数)を上まわっており，安全性の点で"優良病院"といえる．

他方，術後出血率と術後感染率についてもDPMOを算出したところ，No.8およびNo.17の病院を除いて，ひとつの目安である4σを上まわっていることがわかる(図3)．

ここで気になるのはNo.8の病院の評価である．No.8はさきに述べた"憂慮すべき合併症"では6σの水準を超えており"優良病院"と格付けされた病院である．これが術後感染率においては3σ(100万回中，6,211以上66,807以下の欠陥数)となっている．当院のDRG別相対係数の加重平均値であるCMI(Case Mix Index)が，1.1426と参加

表 1　MRSAへの影響

説明変数	係数	標準誤差	t 値	p 値
医師・病床比率	−0.21185	0.945765	−0.22	0.826
医師(指導医)・病床比率	0.319525	1.137199	0.28	0.783
医師(経験5年以上)・病床比率	−0.17436	1.267853	−0.14	0.892
医師(専門医)・病床比率	−1.14781	1.736843	−0.66	
看護師・病床比率	0.051939	0.72405	0.07	0.944
看護師(常勤)・病床比率	0.002932	0.658545	0	0.997
看護師(認定)・病床比率	71.90017	45.58131	1.58	0.153
質を確保する仕組みの有無	0.001338	0.159555	0.08	0.934
ISO 取得の有無	−0.1555	0.222866	−0.7	0.496
日本病院機能評価機能認定の有無	0.145492	0.307801	0.47	0.643
クリニカルパス患者適応率	−0.00637	0.00339	−1.88	0.083

病院36病院中6番目に高いことを考えると，No. 8の病院には比較的重症な患者が集まっていることが想定される．

しかし，その一方で，CMIが1.2を超えるNo. 32(1.2466)，No. 36(1.2339)，No. 13(1.2123)の3病院の合併症発生率がいずれも6σの水準値をクリアしており，No. 8の術後感染率についてはさらなる検討とクリニカルパスの普及が求められる．

● パスに科学的根拠はあるのか

このようにわが国でも普及しはじめたクリニカルパスだが，残念ながら医療の質向上に貢献したという研究論文は少ない．そこで著者らは，可視化ネットワークに参加した84病院について(財)日本医療機能評価機構の認定やISOの取得，クリティカルパスの策定の有無などを調査し，医療の質との関係を分析した．その結果は，病床当りの専門医数，病床当りの認定看護師数は死亡率と負の相関があったが，統計的に有意はなかった．本分析では病床当りの医師数，経験5年以上の医師数専門医数，看護師数，QC活動やクリティカルパスの作成の有無なども説明変数と使用した．

これに対して，MRSA(=院内感染率)の発生率とクリニカルパスの適応率は，有意な負の相関($p<0.1$)があった(表1)．これは，医療のリスクマネジメント，とくにMRSAの解消にクリニカルパス導入が有効なことを示唆するものである．

従来，クリニカルパスはその科学的根拠が希薄だったが，本分析でその有用性が証明されたといえる．

トヨタ方式の生みの親・故大野耐一氏によれば"なぜと5回繰り返せ．そうすれば原因ではなく真因がみえてくる"という．同氏が唱える"カイゼン"の基本的な考え方はつぎの4つである．

① 自分の工程で不良品を出すな．後工程が迷惑する．

② 問題があるかないかは正常な(標準)状態がきちんと決まっていなくてはみえてこない．だから改善をするためには，標準化，つまり基準をつくることが不可欠．

③ まず自分の手で標準作業書を書いてみよ．カイゼンをするためにはまず標準を決める．改善レベルが進むと標準のレベルを上げる．すると問題点がふたたび出てくる．

④ 改善はすこしずつ前進し継続される．

こうした考え方はクリニカルパスや地域医療連携に通じるものである．製造業の改善活動がかならずしもすべて医療界にあてはまるとは思わないが，わが国の"医療格差"を解消するためにも特に電子パスを使った"標準化"の試みは必要だろう．

● "外来版DPC"の試み

しかしその一方で，パスに真摯に取り組む一般

開業医や歯科医師は多くない[3]．第12回日本クリニカルパス学会で紹介された歯科分野の発表も，医療法人渓仁会手稲渓仁会病院歯科口腔外科の針谷靖史先生らによる一例のみであった．

同科では18種類のパスが運用されているという．2008年4月から2011年3月までの3年間にパスを運用した1,129症例に対して各パスの適応率や中止率を検討したところ，一定の改善がみられたという．一般開業医や歯科分野でパスが普及しない理由は"パスがなくても困らない"からである．事実，病院でパスが普及したのも，入院医療に2003年4月から疾患別定額払いたるDPC（Diagnosis Procedure Combination）が導入されたことが大きい．

これに対して外来中心の一般開業医や歯科では依然として出来高払いがベースで"医療の標準化"の道具としてパスを利用する局面は少ない．

しかし，財政難の折，こんな悠長なこともいっておられなくなった．というのは薬局調剤も含めると国民医療費の約6割は外来部門が占めるからである．つまり適正化の優先順位は入院より外来医療費にあるのだ．

いまから10数年前の話で恐縮であるが，比較的標準化になじむとされる歯科の抜髄治療を取りあげ，本分野で"外来版DPC"を試作したことがある．この研究は418歯科診療所（1都1道23県）で行われたものだ．根管の狭窄・彎曲，急性症状の有無，根管数の3つの因子で症例を分類し，治療回数および合計治療時間の差の検定を行ったところ，統計的に一定のグループ化ができた．これは"歯科版DPC"の可能性を示唆するものである．

従来からわが国の歯科治療はいつ終了するかがわからないという不満が多かったが，いわゆる"歯科版DPC"が完成すれば，こうした苦情も解消するのではないか．とくに，この20年間，歯科医療費は伸び悩んでいるが，歯科医師数だけは毎年，確実に増えている．その結果，歯科医院はコンビニの数を凌駕するほどまでになっているが，歯科医療の標準化はかならずしも進んでいるとはいえない．歯科診療においても医科同様にケースミックスを導入すれば，治療期間のバラツキを減らすことができるのではないか．

ちなみに，1995年に保険者の一元化による国民皆保険を達成した台湾では，1998年7月から歯科医療費に総額予算制が導入されているという．また，タイでも歯科版疾病分類の開発が進んでいる．

文献

1) 川渕孝一：電子クリニカルパスの普及は何をもたらすか．新医療（12月号），172-175，2008．
2) 川渕孝一：医療経済学から見たリスクマネジメント．済生会中津年報，**22**：2011．
3) 川渕孝一：求められる歯科版DPCとパス．歯科医療経済（5月号），4-5，2013．

*　　*　　*

症例数が多くなると医療成果は向上するのか
Does hospital case volume improve healthcare outcome?

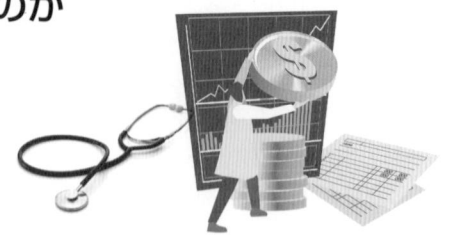

◎一部のがん治療について"規模の経済"が働くことが，大阪府立成人病センターがん予防情報センターの分析で検証されている．諸外国では"量的効果"仮説が実証的に分析されてきたが，こうした先行研究はわが国では少ない．そこで日本の病院から患者データを回収して，経皮的冠動脈形成術（PTCA）症例数と急性心筋梗塞（AMI）患者の医療成果との間に一定の相関があるかどうかを検証した．その結果は，病院レベルでは量的効果は観察されなかったが，医師については有意な量的効果が認められた．しかし，その関係は非線形であり，症例数が多いほど医療成果がよくなるのは一定の症例数までである．同様に，歯科医についても"齲蝕治療"において一定の量的効果が認められた．これに対して他の医師からの波及効果あるいは病院全体の"組織としての技術"の証拠は見当たらなかった．これは，わが国ではよい同僚やチームワーク，経験を積んだ指導者などからの外部効果は，症例数と無関係なことを示唆するものである．

Keywords 規模の経済，症例数，量的効果，AMI，PTCA，CABG，齲蝕治療

● "規模の経済"は働くか

病院や医師の提供する医療サービスの量が増加すると医療成果の改善に結びつくとされるが，本当だろうか．従前，アメリカでは医療の"選択と集中"や機能分担が進んでいるとされるが，医療の効率化となるとほど遠いようだ．

くしくもアメリカのタイム誌も"Bitter Pill"という特集を組み，MDアンダーソンがんセンターで非Hodgkinリンパ腫治療で法外な請求を受けたケース（42歳男性）を紹介している[1]．

アメリカと異なり国民皆保険を有する日本では高額療養費制度がセーフティネットになっているわけだが，わが国でもさらなる効率化の余地はないのか．たとえば，非Hodgkinリンパ腫について退院患者数の多い順に病院をランキング（トップ30）すると表1のようになる．これは2011年4月～2012年3月の1年間実績に基づいて行ったものである．

症例数が多ければ多いほど平均在院日数が短くなる傾向はみられないようだ．これに対して，治療成績に関する"規模の経済"は，がん登録でつとに有名な大阪府立成人病センターで検証されている[2]．

これは2007年4月に施行されたがん対策基本法を受けて（独）大阪府立病院機構大阪府立成人病センターがん予防情報センターが行ったものである．それによると，悪性リンパ腫について年間治療件数の多い医療機関から順位をつけると，大阪府では上位1位から13位までの医療機関（全医療機関に占める割合13/172＝7.6％）で，（病院で治療を受けた）すべての悪性リンパ腫患者の約50％の治療が行われているという．

また，年間治療件数が1位から31位までの医療機関（同31/172＝18.0％）で，（病院で治療を受けた）悪性リンパ腫患者の約75％の治療が行われている．

さらにつぎの3つの傾向も明らかにされている．
① 治療医療機関の施設規模が大きくなるにつれて，悪性リンパ腫の5年相対生存率（実測生存率

表 1　非Hodgkinリンパ腫の病院ランキング(TOP30)

順位	病院名	都道府県	市区町村	退院患者数	平均在院日数
1	社会医療法人北楡会札幌北楡病院	北海道	札幌市白石区	560	19.2
2	新潟県立がんセンター新潟病院	新潟県	新潟市中央区	505	15.2
3	財団法人倉敷中央病院	岡山県	倉敷市	457	19.0
4	杏林大学医学部附属病院	東京都	三鷹市	421	16.5
5	独立行政法人国立病院機構九州医療センター	福岡県	福岡市中央区	379	16.3
6	神戸市立医療センター中央市民病院	兵庫県	神戸市中央区	376	18.2
7	独立行政法人国立病院機構熊本医療センター	熊本県	熊本市	370	13.3
8	(総)佐世保市立総合病院	長崎県	佐世保市	356	15.6
9	東京大学医学部附属病院	東京都	文京区	334	24.5
10	独立行政法人国立病院機構岡山医療センター	岡山県	岡山市北区	319	17.1
11	広島赤十字・原爆病院	広島県	広島市中区	317	19.2
12	横浜市立市民病院	神奈川県	横浜市保土ヶ谷区	316	11.9
13	千葉県がんセンター	千葉県	千葉市中央区	313	16.2
14	熊本大学医学部附属病院	熊本県	熊本市	306	22.2
15	高知県・高知市病院企業団立高知医療センター	高知県	高知市	303	22.1
16	昭和大学病院	東京都	品川区	294	18.8
17	東京都立駒込病院	東京都	文京区	288	17.8
18	公益財団法人がん研究会有明病院	東京都	江東区	287	17.1
19	社会福祉法人京都社会事業財団京都桂病院	京都府	京都市西京区	281	19.9
20	栃木県立がんセンター	栃木県	宇都宮市	274	21.1
21	宮城県立がんセンター	宮城県	名取市	274	18.9
22	北九州市立医療センター	福岡県	北九州市小倉北区	273	21.1
23	川崎医科大学附属病院	岡山県	倉敷市	268	21.5
24	松山赤十字病院	愛媛県	松山市	266	20.9
25	九州大学病院	福岡県	福岡市東区	262	27.8
26	九州厚生年金病院	福岡県	北九州市八幡西区	258	18.3
27	京都第一赤十字病院	京都府	京都市東山区	254	20.2
28	公立大学法人福島県立医科大学附属病院	福島県	福島市	251	21.9
29	独立行政法人国立病院機構仙台医療センター	宮城県	仙台市宮城野区	242	22.4
30	市立函館病院	北海道	函館市	240	12.0

出所)病院情報局

を期待生存確率で除したもの)は高くなる傾向にある(極少/少/中/多件数病院の生存率は20.9%/36.3%/47.8%/53.7%).

②　進行度(診断時のがんの広がり)別にみても,治療医療機関の施設規模が大きくなるにつれて悪性リンパ腫の生存率は高くなる傾向にある("限局"の場合,極少/少/中/多件数病院の生存率は53.8%/64.0%/71.3%/69.7%).

③　しかし,生存率は,性,年齢,進行度の影響を受けるため,これらを調整したハザード比(死亡リスクの相対的尺度)を算出したところ,治療医療機関の施設規模が小さくなるにつれてハザード比は高くなる傾向を示したという.ちなみに,多件数病院を1.0とするとハザード比がもっとも高い極少件数病院は2.2となった.

大阪府ではがん医療水準均てん化,すなわち府民が皆等しくある一定レベルのがん医療を受療できる体制の充実を重要視している.そこで,当該

表2 治療医療機関の規模と調整ハザード比との関係[11]

タイプ1	治療医療機関の規模が小さくなるにつれて死亡のリスクは高くなる（食道，肝，肺，卵巣，前立腺，リンパ組織のがん）
タイプ2	多および中件数病院の死亡のリスクはほぼ同等である．一方，少および極少件数病院の死亡のリスクは治療医療機関の規模が小さくなるにつれて大きくなる（子宮がん）
タイプ3	多，中，少件数病院の死亡のリスクはほぼ同等である．一方，極少件数病院の死亡のリスクのみが多件数病院に比べて高い（胃，大腸，胆嚢，膵，乳房，膀胱がん）

分析を実施したわけだが，部位により程度の差こそあれ，医療機関の治療件数が大きくなるほど5年相対生存率は高い傾向にある．しかし，治療医療機関の規模や患者の性別，年齢，進行度で調整すると厳密にはつぎの表2に示した3タイプに分類されるという．

大阪府だけのデータであるため一般化は困難だが，大阪府のように医療機関の多い都市ではタイプ1に属する食道・肝・肺・卵巣・前立腺がんや悪性リンパ腫は医療機関の役割分担と連携体制の充実が求められる．

量的効果に関する先行研究

なお，同種の研究はアメリカでも行われている．たとえば，Finksらは全米メディケアデータを用いて，1999〜2008年に8種類のがん手術・心血管手術を受けた患者について，各手術別に患者が集中する病院（年間手術が最高十分位群の病院）の手術数と市場集中度の動向を調査した[3]．一定の回帰分析により病院手術数と市場集中度が手術死亡率（死亡退院または術後30日以内の死亡の割合）に及ぼす継時的な影響を評価したところ，病院手術数の多さにより膵切除術，膀胱切除術，食道切除術における死亡率低下の大部分（それぞれ67％，37％，32％）が説明されたという．これに対して，その他の5種類の手術術式では説明できなかった（16〜0％）．

また，Eggliらは"2004年全国入院患者標本"を使って病院ごとの総手術数が手術合併症，予防可能な再入院および院内死亡に与える影響を，患者特性，手術の種類，病院特性を調整して検討している[4]．

その結果，心臓手術とそれ以外のマイナーな手術では手術症例数が多い病院の再手術率は変わら

サイドメモ

がん治療の"見える化"へのデータの活用

がん医療の"見える化"に役立つデータとして，地域がん登録，院内がん登録，DPCデータなどがあるが，いずれも一長一短がある[11]．

たとえば，地域がん登録は対象地域（都道府県）の居住者に発生した全がんを対象としたデータで，一腫瘍一件で登録しているため対象地域（都道府県）におけるがんの罹患，受療状況，生存率の計測が可能である．しかし，"新発"患者の初回治療しか把握できない．さらに，診断年から3〜4年後にその年の罹患が確定するという時間的制約もある．

これに対して院内がん登録は，当該施設で診断・治療を受けた全がんのデータである．地域がん登録と共通点が多いが，異なるのは診断年から1〜1.5年後に，当該施設におけるがん診療の把握が可能という点である．他方，複数の医療機関間でがん診療を把握する場合，重複ケースが含まれるというデメリットを有する．

そして先出のDPCデータはほぼすべての入院患者を対象としているため，当該施設の入院におけるがん診療の一連の流れを把握することが可能である．さらに，入院における"再発"患者の診療内容の把握もできるという長所を有する．しかし，診断日の把握に手間がかかることに加えて，外来E・Fファイルの提出が任意になっていたため当該施設の外来患者の診療内容は把握できないという欠点がある．その結果，新薬の開発とその保険適用で外来の化学療法が主流となってきたがん治療の"見える化"には一定の限界がある．

ず，死亡率と合併症発症率は低かった（オッズ比はそれぞれ0.93, 0.97）．しかし，それ以外の手術ではむしろ手術症例数の多い病院のほうが手術リスクが高い傾向がみられた（オッズ比1.02）という．

● 心臓疾患に関する量的効果

わが国でも2002年度の診療報酬改定で，110種類もの手術に対して一定の症例数を下まわる医療機関の手術料を3割を引き下げたことは記憶に新しい．しかし，その後の外科系学会の実証研究によりこの基準も撤回されたが，本当に医療の世界に量的効果はないのだろうか．

American College of Cardiology/American Heart Association（ACC/AHA，2001aおよび2001b）は，閉扉冠動脈形成術（PTCA）の質を確保するためには医師は年間75病例以上のPTCAが必要だとしている．また，1病院当りは，最低年間200症例，理想的には400病例のPTCAを勧告している[a]．

これに対してわが国では，ひとつの病院が毎年実施するPTCA症例数はすこぶる少ない．データはすこし古いが，1997年のPTCA症例数ごとの病院の分布をみると半数近くの病院はPTCA症例数が50以下であった．年に200病例以上のPTCAを行った病院はなんと15％にすぎなかったのだ．これに対して，400病例以上のPTCAを行う病院はきわめてまれである[b]．

一般に1病院当りのPTCA症例数を増加させることにより医療サービスの質を改善しうると提言されるが，日本では量的効果に関する実証的研究はほとんどない．他方，アメリカでも量的効果の本質はよくわかっておらず，量的効果が作用する影響経路についてもほとんど解明されていない．

そんななか，Halmら（2000）は広範囲にわたる疾患や手術の量的効果について非常に包括的な文献レビューを行っている[5]．それによると，病院のPTCA症例数を調べた7つの論文のうち症例数と死亡率との間に負の相関がみられたのは3本である．また，医師の症例数については4論文のうち1本のみ症例数と死亡率に有意の負の相関がみられた[c]．しかし，Hannanら（1997）の研究では病院をPTCA症例数にしたがって5つに分類し，リスク調整後死亡率を比較したところ，予定調和の結果となった[6]．年間PTCA症例数が600未満の病院でPTCAを受けた患者は，リスク調整後死亡率および同一入院CABG実施率が平均よりも有意に高かったのだ[d]．しかし，死亡率の推定値の信頼区間はきわめて広く，相互に重なることが多いため，この差が統計的に有意かどうかは疑問である．

実際，リスク調整後死亡率は，PTCA症例数が400未満の病院では1.12％，400以上1,000未満の病院では約0.8％，1,000以上の病院では0.95％だった[e]．かりにこれらの差が統計的に有意であったとしても臨床上は疑問である．

● 2つのパズル

さらに，量的効果が単純な線形かどうかも不明だ．Hannanらの研究では院内死亡率や緊急CABG実施率は症例数の少ない病院でもっとも高く，症例数が中程度の病院ではそれより低い[6]．しかし，症例数がもっとも多い病院は症例数がもっとも少ない病院よりは死亡率は低いが，症例

---

[a]：さらにACC/AHAは，症例数が年間75未満の医師は600以上の症例数を有する病院にのみ勤務すべきであるとしている．

[b]：アメリカでさえ，病院あるいは医師当りのPTCA症例数は少ない．Jollisら（1997）は，メディケア患者を対象としたPTCA症例数の中央値は1病院当り98，医師当り13と報告している．彼らは，メディケア患者は全患者の1/3～1/2を占めることを考えると，メディケア以外の患者も含めたすべての患者での年間PTCA症例数は，病院当り196～294，医師当り26～39であるとしている．

[c]：緊急CABGに関しては逆比例の関係がみられることが多い．病院の症例数を検討した7つの論文すべてと，医師の症例数を検討した4つの論文中3つで，PTCA症例数が少ないと緊急CABG実施率が高いとされた．

[d]：Hannanら（1997）は，死亡率や緊急CABGに対する医師の量的効果についても分析している．その結果は病院に関する結果と同様のものである．

[e]：これらの死亡率は，AMI患者のみならず非AMI患者も含む，PTCAを受けた全患者についてのものである．

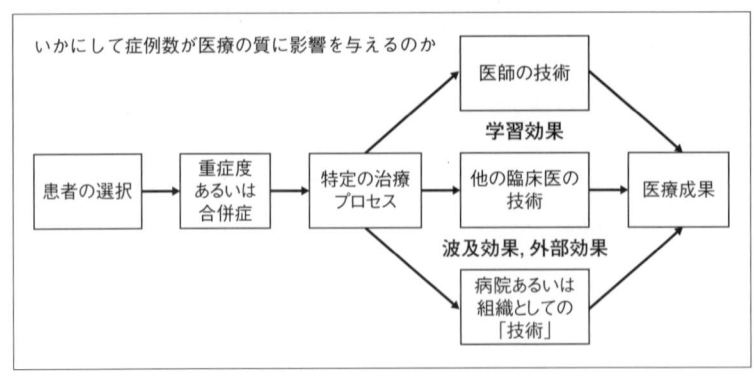

図 1 Halmらによる概念の枠組み（2000）

数が中程度の病院よりも死亡率が高い．かりに量的効果が非線形だとしたら，それはなぜか．これも決着がついていないが，"症例数が多いほど医療成果がよい"という単純な話ではないようだ．

ポイントは量的効果が生まれるのは"病院か医師か"である．Halmらのレビューではさきに述べたように，病院の症例数と医師の症例数では医療成果に及ぼす効果が異なる場合もあることが示唆されている[5]．これに対して，Vakiliらは院内死亡率に対する病院の量的効果は有意ではないが，医師の量的効果は有意としている[7]．また，McGrathらによると，病院の症例数は死亡率に有意の影響を及ぼすが，緊急CABG実施率に対する効果は有意ではないという[8]．他方，医師の症例数は死亡率に有意の影響を及ぼさないが，緊急CABG実施率に対する効果は有意である．さらに，McGrathらおよびVakiliらは，病院症例数と医師症例数の間に有意の相互作用または波及効果があるとしている[7,8]．これは病院管理上，抜き差しならぬ知見であり，両者の関係をより詳細に検討する必要がある．

なお，量的効果に関しては現在までに提示されている仮説に"経験による学習効果仮説"や"選択的紹介仮説"などがある．前者は医師がPTCAを多く実施するほどその技術は向上するというもの．これに対して後者は，よりよい医療成果を生み出す医師や病院のところへはPTCAを必要とする患者がより多く紹介されるというものである．ただし，どちらの仮説も量的効果の全体像を明らかにするものではなく，部分的な説明にとどまっている．

なお，量的効果を理解するための包括的な概念枠組みは，図1に示したようにHalmら（2000）により提案されている[5]．そのユニークな点は，医師の技術自体の向上，他の医師の技術からの波及効果および病院の"組織としての技術"など，量的効果が作用しうる種々の影響経路の特定を狙っている点だ．

日本における実証研究から得た知見

果たして，こうした影響経路はわが国でも特定できるのだろうか．

川渕，杉原は一定の問題意識から，急性心筋梗塞（AMI）を題材に量的効果の性質と影響経路について調べた[9]．ちなみに，本研究で使用した患者総数は48万2,000人で，そのうちAMI患者は3,220人，また分析対象であるPTCAを受けたAMI患者数は906人であった．

疾患および手術/処置はICD-10およびICD-9-CMコードにより特定した．具体的にはAMI患者はICD-10コード121である．これに対して，PTCAは，ICD-9-CMコード3601，3602，3605，3606，CABGはICD-9-CMコード3610，3611，3612，3613，3614，3615である．おもな知見はつぎの6つである．

表 3 治療回数を被説明変数とした回帰分析の結果

	非標準化係数 B	標準誤差	標準化係数 ベータ	t	有意確率
(定数)	2.870	0.372		7.709	0.000
根管の狭窄または彎曲の有無	0.419	0.059	0.151	7.147	0.000
急性症状の有無	0.253	0.060	0.089	4.218	0.000
EMR 実施の有無	0.462	0.127	0.077	3.651	0.000
根管数	0.286	0.100	0.061	2.862	0.004
歯種2(|6)	0.147	0.066	0.047	2.235	0.026
のべ抜髄症例数(対数)	−0.418	0.095	−0.093	−4.382	0.000
臨床経験(階層)	−0.157	0.031	−0.106	−5.041	0.000
自由度調整済決定係数(R^2)	0.062				
回帰式の有意確率	0.000				

1. 量的効果は病院レベルでは観察されず，医師レベルでは見出された

同じ病院内でも医師が異なれば累積症例数も異なるため，病院全体として量的効果が存在しないのは至極もっともといえる．さらに，より詳細なリスク調整が可能で，1病院当りのPTCA症例数も大きいデータセットで感度分析を行ったが，結果は整合的であった．これはJSICデータセットとよばれるもので，心臓疾患で有名な病院が名を連ねている．わが国でかりに量的効果を考慮した医療政策をとるにしても病院全体の症例数を対象とすることは適切ではないといえよう．

2. 量的効果は，非線形

医師については有意の量的効果が観察されたが，症例数と死亡確率との関係は線形ではない．"症例数が多いほど医療成果がよい"という命題が妥当なのはある一定の症例数までである．二次関数モデルを用いるとある症例数を超えると医療成果はかえって悪化する．まさに"過ぎたるは及ばざるが如し"である．この理由は医師自身のPTCA実施のキャパシティに限界があり，混雑効果が生じるためと考えられる．だとすると，ある一定以上に症例数を増やす経済的インセンティブは，望ましくない結果をもたらす可能性がある．

3. 医療サービスの質を評価するためには，リスク調整が不可欠

有意な量的効果が存在するとしても，ショックや複数個所閉塞などのリスク・ファクターにより死亡確率が顕著に上昇する．これはリスク調整をせずに単に症例数のみで医療の質を判断するのは危ういことを示唆するものである．

4. 波及効果も組織としての技術は，量的効果とは独立

他の医師からの波及効果も組織としての技術も観察できなかった．ある意味で，医師は自らで学ぶのだ．しかし，このことはかならずしも同僚，チームワーク，指導者などが何の役割も果たさないことを意味しない．おそらく，波及効果や組織としての技術は，症例数とは関係なく働きうるということだろう．

5. より集中的かつ広範囲なデータ収集が必要

我々が用いたデータセットは現状ではもっとも有用性の高いもののひとつであると考えているが，改善の余地は大きい．さらに，①大きなサンプルサイズ，②より詳細な臨床指標，③発症から治療までの時間に関する情報，④より正確な医療成果の計測，⑤医師の正確な同定，⑥"症例数"のより適切な計測法などが望まれる．

6. 量的効果に関する病院や医師に特異的な他の因子の同定が必要

その候補としては，①治療スタイル，②適切なスタッフとよいチームワーク，③充実した設備，④医療提供体制における病院の位置づけ(救急病院指定や臨床研修指定など)，⑤ガバナンス・メカ

ニズム(経営団体が公立か私立か，大学医局のコントロールの程度，病院経営のスタイル)などの因子が考えられる．

● 歯科医にも量的効果

同様に歯科分野でも量的効果に関する研究を行った．より具体的には上顎臼歯部の麻酔抜髄症例を対象としたアンケート方式で収集された2,600症例のうち，抜髄原因が"齲蝕"であった症例($n=2118$)データを使用した[10]．

ここでは供給側の属性として，①歯科医師の年齢，②臨床経験年数，③延べ抜髄症例数の3つを調べた．他方，需要側の属性としては患者の年齢や歯牙の属性・重症度などを調べた．さらに，治療内容，すなわちプロセスを測る尺度として，①X線撮影による根管長測定，②ラバーダム，③EMRなどの実施の有無も調べた．

肝心の研究結果だが，治療回数は1回から12回と歯科医師によってずいぶんばらついていたが，標準偏差を平均値で除した変動係数を求めると0.42と意外に低かった．これは治療回数が平均値に収束していることを意味する．同様に患歯1本当りの治療所要時間も最小は3分で最大は75分とバラツキが大きそうだったが，変動係数は0.37と低かった．これも患歯1本当りの治療所要時間が平均値に収束していることを意味する．

そこでつぎに，治療回数に大きな影響を与える因子を推定したところ，表3のようになった．①根管の狭窄または彎曲の有無，②急性症状の有無，③EMR実施の有無，④根管数，⑤歯種2(|6)，延べ抜髄症例数(対数)，⑥医師の臨床経験年数が有意な因子として選択された．

延べ抜髄症例数が多い，または臨床経験年数が長いほど，治療回数が短くなるということは熟練度が高い歯科医師は治療回数が少なくてすむことを示唆するものだ．

医科では現行の診療報酬に一定の成果主義"P4P＝(Pay for Performance)"の是非が議論されているが，むしろ"匠の技術"たる歯科こそ早期導入してはどうか．いわゆる混合診療が禁止されているわが国の医療保険制度にあって，努力する者が報われる制度設計が望まれる．

文献

1) 李　啓充：〔連載〕続アメリカ医療の光と影，第242回タイム誌史上最長記事に見る米国医療事情(1)．週刊医学界新聞，第3021号，2013．
2) 大阪府立成人病センターがん予防情報センター：統計でみる大阪府のがん「がん医療水準均てん化」を探る．2011, p.50．
3) Finks, J. F. et al.: *N. Engl. J. Med.*, **364**: 2128-2137, 2011.
4) Eggli, Y. et al.: *Medical Care*, **48**: 962-971, 2010.
5) Halm, E. et al.: How Is Volume Related to Quality in Health Care? A Systematic Review of the Research Literature, in Maria Hewitt for the Committee on the Quality of Health Care in America and the National Cancer Policy Board, Interpreting the Volume-Outcome Relationship in the Context of Health Care Quality, Institute of Medicine, National Academy Press. http://books.nap.edu/catalog/10005.html, 2000.
6) Hannan, E. L. et al.: *JAMA*, **279**: 892-898, 1997.
7) Vakili, B. A. et al.: *Circulation*, **104**: 2171-2179, 2001.
8) McGrath, P. D. et al.: *JAMA*, **284**: 3139-3144, 2000.
9) 川渕孝一，杉原　茂：日本経済研究, **49**: 61-85, 2004．
10) 川渕孝一，石黒　彩：社会保険旬報, **2143**: 14-19, 2002．
11) 大阪府立成人病センターがん予防情報センター：統計でみる大阪府のがん「がん医療水準均てん化」を探る．2011, p.37．

* * *

医師の技術料の国際比較
International comparison on physician fees

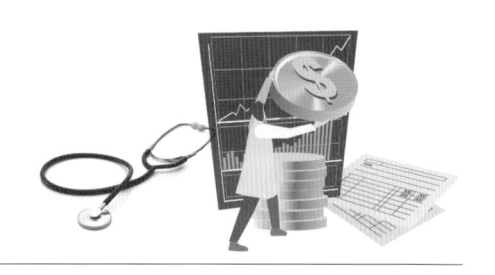

◎わが国では 10 年前からドクターフィーをつくろうとする動きがあるが，はたして現行の診療報酬点数表は医師の技術料を適正に反映しているのだろうか．現行の診療報酬点数表（手術料）と外科系学会社会保険委員会連合（外保連）試案において対応可能な 1,185 項目について両者に相関関係があるか否かを調べたところ，強い相関（相関係数 $r=0.9396$）があることが判明した．しかし，その倍率には相当開きがあり，4.0〜4.5 倍が最頻値であった．さらに，眼科，一般外科，整形外科の 3 診療科について，①現行の診療報酬点数表，②外保連試案の手術報酬，③RBRVS の関係を調べると 3 つの診療報酬体系には一定の相関があった．国情が異なるので，単純比較は危険だが，診療報酬体系の抜本的見直しと併せて適正な医師の技術料評価を真剣に議論すべき時期が来たといえる．ただし，診療報酬改定だけでは医師不足問題は解消しないので，あわせて「歯科麻酔医転用特区」などの活用も求められる．

Keywords 外保連試案，診療報酬点数表，ドクターズフィー，RBRVS，歯科麻酔医，特区

いまから 10 数年前の 2002 年 12 月に厚生労働省は"診療報酬体系の見直し"試案を提示した．具体的には，診療報酬体系を医療技術の評価（ドクターズフィー的要素）を反映した体系に再編するとしている．これは医師の技術料を出来高払いを基本に，"難易度"や"技術力"，さらには"時間""重症化予防""技術の新陳代謝の促進"などを従来にも増して高く評価しようとするものである．

● 現場から乖離したわが国の技術料

こうした試案が出た背景には，現行の診療報酬が医師の技量，ストレス，リスク，経験年数を反映していないという問題意識がある．実際，現行の診療報酬は"技術料"が低く抑えられ，"材料費"偏重となっている．たとえば，腹腔鏡下胆嚢摘除術は 19,500 点（1998 年 4 月当時）だったが，ここに包括される材料費は 96,494 円と手術料のおよそ 5 割を占めていた[1]．

そもそも 1958 年に新医療費体系が創設されたときには，診療に対する報酬を技術料，人件費，所要経費に 3 区分し，当時の実態調査に基づき，それぞれの原価を計算し合算しようという考えがあった．技術料については，所要時間，技術指数（難度），平均技術報酬を勘案，人件費については，所要時間や平均賃金を勘案，所要経費には光熱費などのほか，建物などの減価償却費も含んでいた．

しかしその後の改定では既存点数を基礎として医療機関間，診療報酬間，各診療行為間のバランスを考慮して行われてきており，厳密な意味での原価計算は行われていない．つまり，わが国の診療報酬は"政策誘導プライス"に化してしまったのである．そこで，わが国でも科学的・客観的データに裏づけられた医師の技術料を構築する時期が来たといえる．

● 諸外国での動き

医師の技術料の見直しをめぐる議論はわが国のみならず欧米諸国でも起こっている．たとえば，

国際医療保険連盟(The International Federation of Health Plans)は24の医療サービス(入院, 通院)と医薬品, 検査の価格を国別に比較調査している. なかでもアメリカの医師の技術料が高いことはつとに有名だ. Laugesenらは公・私医療保険から支払われる一般医の外来受診と股関節置換術の診察料(技術料)を, オーストラリア, カナダ, フランス, ドイツ, イギリス, アメリカの6か国で比較している[2]. それによると, 外来診療については, アメリカの公的保険は他国の公的保険より27%, 私的保険では70%多く支払っていた. 股関節置換術では格差はさらに大きく広がり, それぞれ1.7倍, 2.2倍であった. 興味深いのはアメリカでは保険の給付範囲や診察費・薬剤処方の請求などについて種々雑多な保険者と交渉するために, 医師が相当の労力を使うことだ. Morraらの調査によれば, 隣国のカナダは単一保険者のため交渉にかかる平均コストは医師1人1年当り22,205ドルで, アメリカの82,975ドルの27%にとどまっていたという[3]. 実際, アメリカの医師(医療助手を含む)1人・1週間当りの保険者との平均交渉時間は20.6時間であり, カナダの10倍であった. もしアメリカの医師がオンタリオ州の医師と同水準であった場合には, 年間276億ドル(約2兆3,000億円)の管理コストが節約されるという.

● 見直されたアメリカの技術料

そこでアメリカのメディケア(パートB)は92年1月1日に, アメリカの医師診療報酬を抜本的に見直して医療資源準拠相対評価点数(Resources Based Relative Value Scale：RBRVS)に基づく支払い方式を導入した. RBRVSとは診療行為それぞれについて, ①医師の仕事量に関する点数, ②診療費用に関する点数, ③医療過誤保険に関する点数, に地域差を加味して報酬額を決定する診療報酬体系である. 興味深いことに, このRBRVSの開発プロセスはわが国の昭和33(1958)年の新医療費体系の創設過程とよく似ている. たしかに, アメリカと日本とは国情が異なるので, アメリカの支払い方式をそのまま直輸入することは不可能だが, RBRVSの開発プロセスやその根底にある考え方(ロジック)は今後わが国で医師の技術料を独立して設定する場合, 非常に参考になると考える.

● 現行の診療報酬は適正か

そこで川渕・谷田は現行の診療報酬点数表が医師の技術料を適正に反映しているかどうかを吟味するために, 2つの分析を行った[4].

まず第1は現行の診療報酬点数表(手術料)と外科系学会社会保険委員会連合(外保連)試案の手術報酬との相関分析である. 対応可能な1,185項目について両者に相関関係があるか否かを調べたところ, 強い相関(相関係数 $r=0.9396$)があることが判明した. これは技術的に難しいものは現行の診療報酬上でも高く評価していることを意味するものだ. しかし, その倍率には相当開きがある.

図1は外保連試案の手術報酬を現行の診療報酬点数表の手術料で除して倍率を求め, これを度数分布にしたものである. ほぼ正規分布しており,

---

サイドメモ 1

RBRVSの仕組み

アメリカの老人保険制度たるメディケア(パートB)が採用したRBRVSに基づく医師診療報酬は診療行為それぞれについて, ①医師の仕事量に関する点数, ②診療費用に関する点数, ③医療過誤保険に関する点数の3つの点数から成るが, さらにそれぞれの点数に地域差が加味される. すなわち, 各診療行為に対する報酬額はこれら3つの点数に地域差を調整する係数を乗じ, それらを合計した点数に, さらに1点単価を乗じることによって算出される. これを計算式で示すとつぎのようになる.

診療報酬＝〔(①医師の仕事量に関する点数×医師の仕事量の地域格差係数)＋(②診療費用に関する点数×診療費用の地域格差係数)＋(③医療過誤保険料に関する点数×医療過誤保険料の地域格差係数)〕×④1点単価

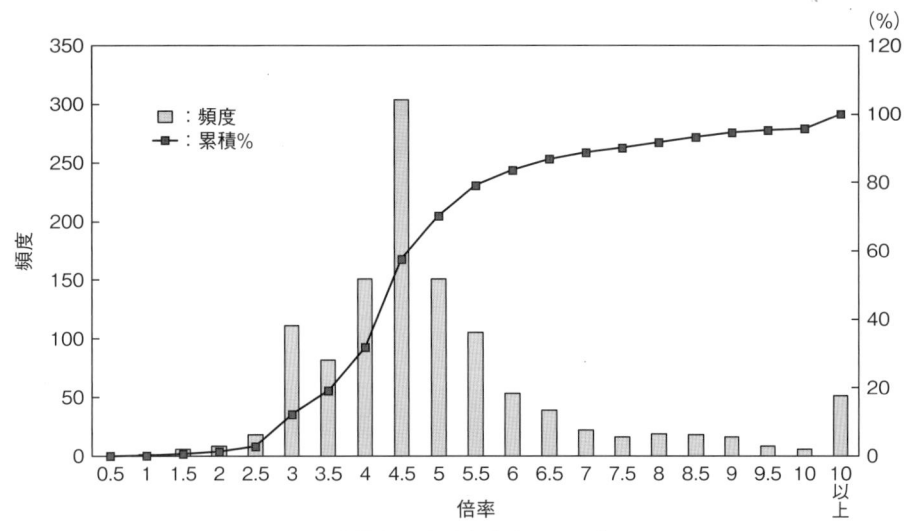

図1 外保連/現行金額比率ヒストグラム

4.0～4.5倍が最頻値であることがわかる．つまり現行の診療報酬の水準は外科医が妥当と考える手術報酬の1/4～1/4.5程度にすぎないということである．

相関がある3つの診療報酬体系

第2は，アメリカの診療報酬とわが国の診療報酬，さらに外保連試案の三者比較である．より具体的には，眼科，一般外科，整形外科の3診療科について，①外保連試案の手術報酬と，②わが国の診療報酬点数表上の手技料および，③アメリカの医師診療報酬RBRVSにおける相対点数の3つをマッチングさせ，対応可能なものについて相関があるかどうかを調べた．その結果，現行の診療報酬金額と外保連試案金額との相関係数は，眼科が0.8004，一般外科が0.9535，整形外科が0.9264となり，いずれも強い相関がみられた．

一方，現行の診療報酬金額とRBRVS金額との相関係数は，眼科が0.5635，一般外科が0.7587，整形外科が0.7130と強い関係を示した．

同様に，RBRVS金額と外保連試案金額との相関をみたところ，それぞれの相関係数は，眼科が0.6217，一般外科が0.7257，整形外科が0.7661となり，現行診療報酬金額とRBRVS金額と同様，強い相関を示した．

以上の分析より，①外保連試案の手術報酬，②現行の診療報酬点数表，③RBRVSの3つの診療報酬体系には一定の相関があることがわかった．

しかし，その一方で，いわゆる"外れ値"も存する．表1は3つの診療報酬体系の手術料が大幅に異なる項目を示したものである．より具体的には現行の診療報酬と外保連試案との間に大きな差があるものとして，眼科では組織試験採取，一般外科では腹腔穿刺，整形外科では組織試験採取がある．他方，現行の診療報酬とRBRVSとの間に大きな差があるものとしては，眼科では先天性鼻涙管閉塞開放術，一般外科では直腸狭窄形成手術，整形外科では関節切開術がある．

診療報酬と構成要素の関係

最後に，各診療報酬体系と各構成要素間の関係を調べた．ここで構成要素とは，外保連試案においては技術度，協力者数，所要時間の三要素をいう．また，RBRVSにおいては医師の仕事量に関する点数(work-rvu)，診療費用に関する点数(practice expense-rvu)，医療過誤保険に関する点数(malpractice-rvu)の三要素を意味する．

その結果はつぎの4点に要約される．

表 1　診療報酬体系の相対的ポジショニング分析の外れ値

	コード		金額(円)
眼科	10.41.02	先天性鼻涙管閉塞開放術	131,950
	K201	先天性鼻涙管閉塞開放術	34,000
	68810	Probing of nasolacrimal duct, with or without irrigation	9,170
	13.40.09	眼窩組織試験採取術(深在性)その他	368,060
	D417	組織試験採取, 切採法(検査項目)　3. 眼口, 前眼部, その他	3,100
	67415	Fine needle asporation of orbital contents	19,330
	16.13.19	虹彩光凝固術	236,730
	K270	虹彩光凝固術	89,700
	66761	Iridotomy/iridectomy by laser surgery(eg, for glaucoma)(one or more sessions)	46,294
	16.13.22	隅角光凝固術	236,730
	K273	隅角光凝固術	89,700
	65855	Trabeculoplasty by laser surgery, one or more sessions(defined treatment series)	52,936
一般外科	47.03.08	人口気腹術, 後腹膜気腹術	46,440
	J010	腹腔穿刺(人工気腹, 洗浄, 注入および排液を含む)(処置項目)	2,300
	49400	Injection of air or contrast into peritoneal cavity	15,712
	49.24.03	胆管内プロステーシス留置術(経皮的なもの)	96,330
	K682	胆管外瘻造設術　2. 経皮経肝によるもの	107,000
	47511	Introduction of percutaneous transhepatic stent for internal and external biliary drainage	64,583
	54.30.02	直腸異物除去術　1. 開腹	279,320
	K738	直腸異物除去術　2. 開腹によるもの	99,000
	45915	Removal of fecal impaction or foreign body(separate procedure)under anesthesia	14,671
	54.42.14	直腸狭窄形成術	552,090
	K741	直腸狭窄形成手術	158,000
	45910	Dilation of rectal stricture(separate procedure), under anesthesia other than local	14,176
整形外科	02.40.21	腱組織試験採取術	39,250
	D417	組織試験採取, 切採法(検査項目)　1. 皮膚, 筋肉	4,650
	26180	Excision of tendon, finger, flexor(separate procedure), each tendon	48,177
	03.63.54	骨長調整手術　4. 指(手, 足)骨延長術	339,100
	K058	骨長調整手術　3. 骨延長術	130,000
	20692	Application of a multiplane(pins or wires in more than one plane), unilateral, external fixation system(eg, llizarov, monticelli type)	63,493
	04.10.03	関節切開術　3. 肩鎖, 指(手, 足)	19,620
	K060	関節切開術	6,000
	23101	Arthrotomy ; acromioclavicular joint or sternoclavicular joint, including biopsy and/or excision of torn cartilage	64,930
	04.34.35	ガングリオン摘出術　2. その他	117,870
	K070	ガングリオン摘出術	27,500
	20600	Arthrocentesis, aspiration and/or injection ; small joint, bursa or ganglion cyst (eg, fingers, toes)	5,849

上段：外保連試案, 中段：現行の診療報酬(当時), 下段：RBRVS.

① 外保連試案の金額と各構成要素, RBRVSの金額と各構成要素との間にはそれぞれ強い相関がみられた. ただし, その相関の強さは外保連試案よりRBRVSのほうが大きかった.

② 外保連試案における技術度とRBRVSにおける医師の仕事量(work-rvu)との相関を調べたところ, 整形外科がもっとも高く($r=0.7069$), ついで一般外科($r=6370$), 眼科($r=0.5053$)の順になっている.

③ 同様の傾向は外保連試案における所要時間とRBRVSにおける医師の仕事量との間にもみられ, 整形外科の相関係数がもっとも高く($r=$

0.7228)，ついで一般外科（$r=0.7009$），眼科（$r=0.6157$）の順になっている．

④　外保連試案における協力者数とRBRVSにおける診療経費（practice expense-rvu）との相関を調べたところ，眼科がもっとも高く（$r=0.6720$），ついで一般外科（$r=0.6203$），整形外科（$r=0.5934$）の順になっている．

● 望まれる適正な技術料の評価

以上より，ベースとなる考え方は，①点数配分のバランス重視，②コスト重視あるいは，③難易度重視とそれぞれ異なるが，現行の診療報酬点数表，外保連試案の手術報酬，およびRBRVSの三体系は似通った価値体系をなしていることがわかった．問題は点数単価にある．その解決策として，①一定の財源を確保して点数単価を引き上げる，あるいは，②いわゆる混合診療を導入して1点単価に一定の弾力性をもたせる方策などが考えられる．

また，"アメリカのリストにはあるがわが国の点数表にはない項目"が散見されたことも早急に対応すべき検討課題だ．たとえば，アメリカRBRVSでは眼科の手技に付与されているコード数は261であるのに対しわが国の現行の診療報酬は111種類にすぎない．これは医療の技術進歩に値段表が追いついていないことを示唆するものである．

医師技術料の見直しにあたっては，①原価計算の算出根拠の妥当性を含めた再検討，②医師の手技を適正かつ迅速に反映する網羅的なコード体系の確立，の2点が喫緊のテーマといえる．

● 国際水準の2.9倍に及ぶわが国の延べ患者数

それではわが国の医師の技術料の低さは受診回数にどのような影響を及ぼしているのだろうか．

そもそも医療費は診療単価と診療回数（患者数）の積で表される．そこで各国の1年間の医療費と述べ患者数（OECD Health Dataの1人当り受診回数と各国の人口の積）の関係を求めると，両者の間には強い相関（相関係数$r=0.7886$）があることがわかった．すなわち，国際的にみて個々の診療単価（診療報酬）が高い国では診療回数（患者数）を低く抑えることができるが，診療報酬が低い国では診療回数（患者数）を多くしなければならないわけである．

ここで留意すべきはわが国の医療費は3,264億ドル（当時）なので，国際水準でいえば年間延べ患者数は6億9,800万人程度となるはずだが実際の患者数は延べ20億1,400万人と国際水準よりも2.9倍も多くなっていること．これはわが国の患者数はアメリカをはじめとするOECD諸国と比較して明らかに突出していることを示すものである．"技術料の低さを患者数で調整している"とも解釈できる．

● 最近の動き

こうした課題は，フリーアクセスに一定の制限を加えれば済むという話ではない．というのも，フリーアクセスは日本の医療文化として根ざしており政治的にも変更が困難だからである．しかし，一定の財政規律が求められる中で医師の所得水準をどの程度にするかはいずれ避けて通れないテーマだと考える．事実，スタンフォード大学が主宰する"Global Healthcare Productivity (GHP) Project"で"医師の年収"比較を行ったところ，アメリカではプライマリーケア医の年収が140,900ドルであるのに対してスペシャリストの年収は199,300ドルであった．これに対して，わが国の開業医の年間収支差額は2,419万円で，病院の勤務医の年収は1,541万円であった．国情が異なるので，単純比較は危険だが，"数でこなす"医療を今後も継続するのかどうか，診療報酬体系の抜本的見直しと併せて真剣に議論すべき時期が来たといえる．

こうした流れを受けてか，外科系学会社会保険委員会連合（会長＝山口俊晴・がん研有明病院消化器外科部長，外保連）は2007年7月，次回診療

報酬改定に対する外科学会の要望書を取りまとめ，厚生労働省保険局医療課に提出した．要望書では"診療報酬の適正化なくして病院医療の再生はありえない"と強調し，外科系75学会から出された約300項目に関する要望書も併せて提出された．また，同連合は"手術報酬に関する外保連試案"の改訂版(第7版)を了承した．今回の手術試案は学会からのデータ申告ではなく，約17万7,000件の手術について術式ごとの所有時間や医師数の実態調査を行ったうえで，各術式を"難易度(技術度)""必要人員数""時間"の三要素と人件費を考慮し，技術報酬を積み上げた．医療現場の実態を直接反映したはじめての試案といえる．

診療報酬政策の限界

続く診療報酬改定ではとくに難易度の高い手術料が大幅に引き上げられたが，医師，とくに外科医不足問題は診療報酬体系の見直しだけでは問題解決しない．

そこで2003年1月に提案したのが，供給過剰に悩む歯科医師を医師にコンバートするというもの．これは構造改革特区として本学が文京区と共同で，文部科学省および厚生労働省に申請したもの．医師免許と歯科医師免許両方が取れるカリキュラム編成を試験的に本学で行うというもので，ケンタッキー大学に先行事例がある．

実際，医科と歯科には多くの境界領域がある．解決すべきは，医師法と歯科医師法，さらには医師と歯科医師の養成課程をいかに調整するかである．

そもそもわが国の医学・歯学教育は学校教育法第55条第2項に基づき6年間とされている．6年間のうちはじめの約2年間は一般教養科目を学び，医学，歯学の専門教育は残りの約4年間で実施されている．約4年間の専門教育は，基礎医学科目，臨床医学科目および臨床実習から構成される．また，歯学教育カリキュラムは基礎医学科目においてかなりの部分が医学教育カリキュラムと共通である．そこで当該特区では厳しく選抜された優秀な歯科医師を対象とする，2年間の医学教育プログラムの創設を提案した．

本プログラムの第一学年では基礎医学のうち歯学カリキュラムに含まれていない部分と臨床医学を履修させ，第二学年では通常の医学部六年生と同様の臨床実習を行う．本課程の修了者には医学

サイドメモ2

内保連からの政策提言

内科系122学会によって構成される内科系学会社会保険連合(以下，"内保連")も一定の政策提言を行っている．その柱はつぎの2点である．

ひとつは2年ごとに見直される診療報酬改定に対する提言．おもに特掲診療料の各部において保険診療に取り込まれるべき医学の進歩に対応したあらたな医療技術と，修正されるべき技術評価について加盟学会の意見を取りまとめ，提案している．ちなみに，2012年度改定では提案した133要望(重複を修正後)のうち28要望(21％)が採用された．

いまひとつは現行の診療報酬体系のなかで評価されていない，あるいは評価不十分な内科系医師の技術評価の確立．とくに外来診療では疾患の難易度と必要時間をベースに計量化が可能だが，入院診療では疾患・病態の範囲の広さと時間測定の困難さから，その評価手法はいまだ確立されていない．そこで，"内保連"では内科系疾患・病態で，入院基本料には包含が困難と考えられる内科治療上もっとも労力を必要とする26急性疾患・病態の診療を抽出したという．抽出した結果を"特定内科診療"として現行の診療報酬体系に位置づけることをめざす．具体的には診療負荷量の解析の試みやDPC Ⅱ群病院における要件への落とし込みなどの検討をしている．

今後は現行の診療報酬体系を下記の3点の見直しを迫っていくという．

① 問診と診察，諸検査から得られた患者情報を総合して疾患・病態を診断し，病期や重症度を判断する基本的な診断技術を評価する．

② 疾患・病態診断と治療方針にかかわる患者家族への説明と同意に関して，一定の基準の下に適正に評価する．

③ 薬物療法における処方技術を適正に評価する．

士の称号と医師国家試験の受験資格を付与しようとするものである．

しかし，こうした身分法に関する特区は前例がなく水泡に帰した．

● 再考すべき"歯科麻酔医"転用特区

そこで第三次の構造改革特区では麻酔科医が不足しているので，歯科麻酔医だけでもどうかと提案したが，だれにも支持されず消え去った．

たしかに歯科麻酔医に門戸を開放すると一般の麻酔科医が失職する，あるいはアルバイト先が減るという批判もあるが，そうであれば麻酔医の不足が著しい地域や病院に限り，その勤務を認めるという案はどうだろうか．麻酔医不足が一向に収束しない中でぜひ，今一度，検討してほしいものである．

文献

1) 川渕孝一：医療改革−痛みを感じない制度設計を．東洋経済新報社，2002, p.156.
2) Laugesen, M. J. et al.：*Health Affairs*, **30**：1647-1656, 2011.
3) Morra, D. et al.：*Health Affairs*, **30**：1443-1450, 2011.
4) 川渕孝一，谷田一久：望ましい医師の技術料構築に向けた一考察．日本医師会総合政策研究機構報告書第22号，日医総研，日本医師会総合政策研究機構，2000, p.1.

* * *

いわゆる混合診療は日本になじむか
Is balance billing applicable in Japan?

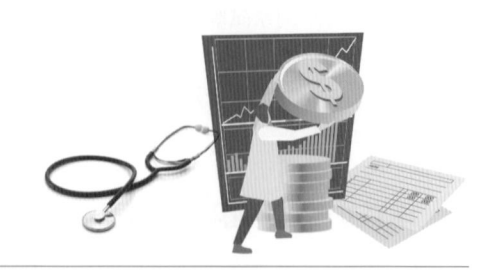

◎一連の診療行為のなかで保険給付と保険外負担の併用，いわゆる混合診療は禁止されている．しかし，最高裁まで争われた割にはわが国では混合診療に関する実証研究が少ない．そこで自由診療部分の多い歯科サービス，とくにインプラント治療の価格弾力性を調べると，供給と需要に大きな格差があることがわかった．通常，参入障壁が高く供給の価格弾力性が低いと市場は独占的になってしまうとされる．そうなると，需要が増加した場合，供給者は価格をつり上げ，市場で提供されるサービス量は増加せず，いわゆる消費者余剰はほとんど増えない．医科の混合診療・自由診療を全面解禁すれば，独占利潤を付与するだけであって患者にとってもほとんどメリットがないことを示唆するものである．他方，需要の価格弾力性が高いことはインプラント治療の評価があまり高くないことを示している．これに対して保険診療は需要の価格弾力性が低い．そのため，受診時定額負担制度を導入しても受診抑制は心配なく安定した財源効果が期待される．

Keywords 混合診療，自由診療，サーチコスト，価格弾力性，インプラント治療，受診時定額負担制度

近年の医療制度改革の焦点のひとつはいわゆる混合診療の解禁である．一部の論者によれば，混合診療の解禁により多様な医療サービスの提供が適切な価格で可能になり，国民の経済的厚生水準が上昇するという．

しかし，こうした主張は医療の特殊性を無視した完全競争市場を前提としたものである．いうまでもなく，医療サービス市場においては完全競争を実現するための条件が満たされていない．たとえば，国民は医療サービスの必要性や内容についてきわめて不完全な情報しかもたないため，その選択が国民の真の選好に合致している保証はない[1,2]．また，"契約の不完備性"が存在するため，サービスの質に関して医療提供者と一定の契約を結ぶことはない．さらに，いわゆる混合診療の対象となるような先端医療は技術的に高度であるために医療提供者にとっても参入障壁があり，独占的になりやすい．また，国民にとってもサーチコストが高いので，供給者間の選別は行われにくい[3]．

ところが，現実的には混合診療が医療現場でかなり広範囲に横行している[4]．とくに歯科医療は他の医療サービスに比べ，治療の必要性や成果が患者にも比較的わかりやすい．また，直接生命にかかわるという緊急性も低いため，相対的に混合診療・自由診療になじみやすいと考えられるが，本当だろうか．

● 3つの判決

そうしたなかで2011年10月25日に最高裁の第3小法廷（大谷剛彦裁判長）から，混合診療に関する一定の判決が出た．"健保法86条などの解釈として混合診療が保険外併用診療費の支給要件を満たさない場合には自由診療部分のみならず，保険診療相当部分も保険給付できないものと解するのが相当"として原告側の上告を棄却した．これによって混合診療の自費部分に保険適用を求めてきた原告側の敗訴が確定した．5人の裁判官が同じ判断を示したというから国の完全勝訴だ．

原告は腎癌治療のために保険診療と自由診療とを併用していたが，2005年10月に病院から"厚労省解釈に従い，混合診療は継続できない"と告げられて併用を断念．治療継続のためには保険を受ける権利の法的確認が必要であるとして国を相手に受給権確認申請の訴えを起こした．

一審の東京地裁では2007年に"混合診療を禁じる法的根拠はない"と原告の請求を認める判決を下した．これに対して国が控訴した結果，二審の東京高裁は2009年に"混合診療禁止は適法"と判決したため原告側が上告，6年に及ぶ裁判となった．

これまで，混合診療に関しては歯科で二件の判例があったが，地裁止まりで，最高裁までいったのは今回がはじめである．今回の判決から導き出される教訓はつぎの二点だ．

まず第1は旧厚生省がいう"療担規則第十八条・第十九条の特殊療法などの禁止が混合診療の禁止の法的根拠"だとする主張を"法上明定されていない"として退けている点である．法的根拠が"あるか・ないか"という点では今回の最高裁もいっているように，明確な規定はないとするのが自然だろう．

第2に，特定療養費制度創設後の"一連の医療行為をユニットとして混合診療を排除する"とした旧厚生省の行政指導の有効性について，差額問題適正化と一定の医療水準担保の観点から妥当だと判断したことである．これは混合診療反対派の主張とほぼ一致する．

● 需要・供給の価格弾力性の一考察

しかし，こんなに騒いだ混合診療も国民の関心はいま一つだ．歯科材料メーカーの㈱ジーシーと共同で行った自由診療に関する国民意識調査（全国の18～70歳代の14,000人に郵送，うち10.5%の1,463人から回答）によれば，混合診療という言葉すら知らない人が2/3もいるという．一方，自費診療のマーケットも不透明だ．半分近くの人は自費診療（ホワイトニングや歯列矯正など）について"とくに情報を得ることもしていない"という．

さらに，本調査では歯科医師に対しても自費診療に関する一定のアンケート調査（無作為に1,000歯科診療所に郵送，回収率は37.4%）を行ったが，患者と歯科医師との間には大きな"意識のズレ"が存在することが判明した．とくに1985年から（高度）先進医療となっているが，いまだ保険適用されていない歯科インプラント治療では顕著だ．需要と供給に関する価格弾力性（価格が1%変化すると数量が何%変化するかをみた指標）をラフに求めると，患者では0.72～2.11と非常に高い．これに対して歯科医師では0.07～0.37と非常に低く，両者には大きな乖離があることがわかった．つまり歯科医師は自由価格に無頓着であるが，一般市民は価格変化に敏感なのである［詳しくは「歯科医療白書2008年（日本歯科医師会）」を参照］．

インプラント治療は技術的に難度が高く，質の高い医療を提供するには相応のコストが必要であると考えられる．しかし，患者の価格志向が低価格の領域に集中し，かつ，質に関しての情報収集やサーチ活動が限定的であるとすると，歯科医は質を下げて低価格の治療を提供するという戦略をとる．これは経済学では最適だが，いうまでもなく社会的には最悪のシナリオだ．

● 歯科にみる社会格差

事実，昨今，社会格差の拡大が話題となっている．とくに社会階層や経済格差は健康状態にも影響することが指摘されている[5]．歯科分野においても首都圏，関西圏の調査で，過去3年間の自費診療経験について年齢，性別（女性），年間所得および貯蓄残高が有意な要因だったとする報告[6]や，中部，四国地方の在宅高齢者で，残存歯数と年齢，所得との間に相関があったという報告[7]がある．また，都道府県別レセプトデータから1歯科医院および1患者当りの歯科医療費に地域差を示唆する研究もある[8]．そこで本分野ではさきに紹介した㈱ジーシーと共同で行った全国調査により，国民の社会経済的属性が歯科治療（自費と保

険を含む)に与える影響を明らかにした．とくに矯正歯科治療を題材に果たして"東京は特殊か"どうかについて一定の考察を加えた．

1. 対象および方法

モニター調査を実施するにあたり(株)日本リサーチセンターの全国個人オムニバス・サーベイを利用した．対象者は，住宅地図データベースから抽出された全国200地点，計1,200人(1地点6人×200地点)，15～79歳の男女個人で，調査票を用いた留置調査だ．調査項目は対象者の社会経済的属性(性，年齢，職業，学歴，婚姻歴，個人年収，世帯年収，家族人数，自家用車の有無，持家の有無)および歯科治療に関する経験・意識(過去5年間に自費治療を受けた経験とその理由，満足度，今後の歯科治療における自費の希望の有無とその理由)である．統計分析は基本的にはカイ2乗検定を使用し，保険と自費の選択，希望にかかわる各種要因を分析し，有意水準は5%とした．

なお，一般国民を対象とした本調査はこれで第3回目を迎えるが，国勢調査の年齢，性別，居住地分布に近似していることが今回の特徴である．つまりサンプルバイアスが少ない調査といえる．

2. 結果：いままでに受けた歯科治療について

過去5年間に歯科治療を受けた者のうち，自費治療経験者は15.2%で，女性，60歳代，無職，高学歴，高世帯収入，東京23区南西部に多かった．自費選択の理由は"耐久性"を重視する者が多く($p<0.001$)，受けた歯科治療に"満足した"または"まあ満足した"者の割合は，それぞれ自費治療が86.1%，保険治療が88.0%で意外にも両者に有意差はなかった．興味深いことに，満足した理由は，自費・保険ともに"歯科医師や歯科衛生士，受付などの応対"である．これに対して自費における最大の不満足要因は"考えていたより費用が高かったこと"($p<0.001$)であった．

3. 考察

2005年患者調査によれば歯科の自費患者(保険自費併用を含む)は，全患者の3.1%，同年の医療経済実態調査によれば歯科医院の自費収入は全医業収入の約12.5%であった．本研究では過去5年間の自費治療経験者は全体の15.2%であり，患者調査の1日断面の推計患者数とは乖離していたが，先行研究の過去3年間の自費治療経験11.9%とはおおむね整合的である．また，先行研究と同様，本研究においても女性，年齢，所得が自費治療選択の有意な要因であった．さらに，職業，学歴，持家居住，地域が自費治療の選択に影響することが示唆されたが，学歴と所得など要因間の交絡の可能性もあり，歯科医療の需要にかかわる真の要因分析は今後の検討課題としたい．

東京は特殊か

ちなみに，本調査では今後の歯科治療についても尋ねたが，回答者のうち自費治療も考慮するとした者は31.7%であり，女性，50歳代，高学歴，持家居住者，関東甲信越(除東京)，東京23区南西部に多く，自費を希望する理由は"耐久性"が多かった．

ここで興味深いのは，東京23区南西部(大田区，品川区，千代田区，港区，中央区，渋谷区，新宿区，世田谷区，中野区など)では自費治療の顕在・潜在ニーズが高いという事実である．

県民所得の高い都道府県は歯科医師数も多く，歯科診療費が高いことはつとに有名だが，そのなかでももっとも県民所得の高い東京は特殊といえよう．しかし，同じ東京といっても23区間では大きな格差がある．歯科受診率と1人当り年間歯科医療費の相関をとると，両者には強い関係があることがわかった．他方，人口1,000人当りの被生活保護人数の割合と一人当りの年間歯科医療費との間には何ら相関が認められない．

これはマクロデータの限界を物語るものだが，歯列矯正治療については先出の第2回国民意識調査(47都道府県の18～70歳の国民14,000人に郵送法で調査し，1,463件から回答)で東京23区内の格差が明らかになった．そこで別途アンケート調査を実施した．具体的な設問は"全部の歯の矯正治療にかかる費用がいくらまでなら払ってもいいと思いますか？(一番近いというものに○を付けて

ください)"とした．これは経済学では"支払い意思(Willingness to Pay)"に関する調査と呼ばれるものだ．回答肢は"1．約50万円，2．約60万円，3．約80万円，4．約100万円，5．約120万円，6．約150万円，7．約180万円"とした．幸い東京都23区に在住する128名から回答があったので全歯列矯正治療への支払意思額を集計し，それぞれの区における平均支払意思額を計算した．なお，この調査票にはMTM(Minor Tooth Movement；部分的な小数歯の矯正治療)の支払意思額に関する設問も入れた．しかしMTMの場合，対象歯数の影響で支払意思額のバラツキが大きくなるかもしれないため，その懸念のない全歯列矯正のみを本研究の対象とした．

その結果，地域の所得水準が高いほど全歯列矯正の支払意思額が有意に高くなる傾向が見出された．これは，通常，矯正治療には保険適用がなく，比較的高額の治療費がかかることからも予想されるが，本研究でその事実が確認された．この結果は東京23区における矯正治療の地域差の要因には地域の所得水準が関与していることを示唆している．

また，矯正歯科診療所数が多いほど支払意思額が有意に高くなる傾向が見出された．この結果の解釈はすこし複雑にはなるが，おおむねつぎの2点ではないかと考える．

まず，第1に，矯正歯科診療所が多ければ矯正治療のための地理的アクセスがよくなったり時間的制約が減少するなど，経済的支出以外の障害が減少すると考えられる．矯正治療で直接支払う医療費が同じでも経済的支出以外の障害の減少により支出に対する抵抗感，すなわち"財布の紐"がゆるむのではないか．

第2に，矯正歯科診療所の増加が地域住民の矯正治療に対する意識を向上させ，矯正治療への支出を促したともとれる．これらの解釈のうち，どちらが矯正治療に対する住民の支払意思額をよりよく説明できているかについては今後の研究課題としたい．

ただし，東京都庁および総務省のホームページからダウンロードした矯正歯科診療所数と10代の人口との間には相関はないのに対して，納税義務者1人当りの課税対象所得との間には強い正の相関があることを考えると，どこで矯正歯科診療所を開業するかは東京23区内の所得水準に密接に関係しているかもしれない．

● 受診時定額負担の功罪

こうしたなかで政府は，社会保障制度改革国民会議の報告を受けて社会保障プログラム法を施行する．それによると高額療養費の負担上限を2014年度に引き上げるという．

そもそも高額療養費制度は高額な医療費がかかったときに，定率負担による高額な自己負担によって家計が破綻しないよう，所得に応じて自己負担に上限を設ける仕組みである．10〜30%という高自己負担率を有するわが国における一種のセーフティーネットといえよう．

しかし，最近は医療が高度化する一方で，癌や難病など長期にわたってこの負担も重いという患者が生まれている．なかには自己負担上限額は月単位で設定されているため，自己負担上限額は超えないが，長期にわたるため負担が軽減されないケースも散見される．とくに，現在の制度では70歳未満の一般所得者の所得区分の年収の幅が大きい(年収約210〜790万円)ため，中低所得者層の負担が重いという．

その結果，高額療養費は1999年度に約8,200億円だったのが，10年度には約1兆9,789億円と2.4倍程度に達し，今後も医療費の伸びを大きく上まわって増加することが見込まれる．

そこで高額療養費制度を抜本的に見直そうとしたのが政府の改革案である．一度浮上した案では上限額の区分を細分化(①年収600万円以上，②年収300〜600万円，③300万円以下)するとともに，年金の上限額を設けると厚労省が提示した．現行の区分と上限額では月額上限に達しない程度の高額な窓口負担で長期に療養している患者にとって負担が大きいことや，現行の一般所得者の幅が広

いことに対応したものだ．見直し案によると，一般所得の年収300万円以下での上限額は半分程度に下がる．たしかに，高額療養費制度の見直し財源を受診時定額負担に求めたところはどうかと思うが，医療保険財政が厳しいなかで，"給付の重点化"という視点はかならずしも的はずれではない．

● 受診抑制は本当に起こるか

厚労省の試算によれば，同改善策を実施するには約3,600億円（2015年度ベース）の財源が必要になるという．問題はその財源をどう捻出するかだが，当局は医療機関での初再診時の窓口で100円（住民税非課税世帯の低所得者は50円）の定額負担を定率負担とは別に徴収するとした．

受診時定額負担による財源確保は，約2千億円，残りの2千億円は窓口負担が増えることによって減少する外来の受診回数（長瀬効果）を見込んだ．厚生労働省は"必要な医療が抑制されるわけではない"との見解を示したが，日本医師会らは"（病気が重篤化してから医療にかかる）受診抑制となる"と批判した．本当にそうだろうか．

内閣府が2005年12月にまとめた"構造改革評価報告書5"によると，いわゆる保険免責制（1,000円）をわが国に導入した場合，医療費の抑制効果の試算値は推計された価格弾力性が小さいため，720～820億円にとどまるが，給付費の抑制効果は0.6～1.0兆円にもなるという．つまり保険診療は需要の価格弾力性が低いため，受診抑制の効果は小さいが安定した財源を確保できるということだ．

● いつまで続くか"70～74歳の窓口負担1割"

なお，さきの内閣府の報告書は2002年10月改正（老人のうち一定以上所有者負担が1割から2割に引上げ）の影響も分析している．実際，6年間の凍結期間を置いて2014年度以後，70～74歳の窓口負担を段階的に引き上げることになったが，問題はないのだろうか．ここで使用したデータは若干古くて恐縮だが，約10年前の政府管掌健康保険

2002～2003年度（それぞれ4月診療分）のレセプトデータをプールしたものだ．70歳以上のサンプルについて入院/入院外に分けた．被説明変数を診療実日数，1日当り医療費とし，説明変数を公費負担比率変更ダミー，年齢，性別，所得，疾病分類（19分類）ダミー，病名数，医療機関所在地（都道府県別）ダミー，初診からの経過月数，病院ダミー，年次トレンドとした．

その結果は70歳以上で一定以上所得者に該当する者の1件当り入院外日数の弾力性を推計したところ，0.01と低かった．これは改正前の平均負担額が非常に小さかったため，改正後の伸びが大きくなった反面，制度改正対象者が一定以上所得者のみで，負担額の変化が日数（＝受診頻度）にほとんど影響しなかったことによる．

ただし，この分析ではレセプトデータを推計に用いているため，受診していないサンプルが推計対象外となり，制度改正後の平均需要量や平均負担額が高めに推定され，下方バイアスが発生している可能性がある．さらに，老人の需要行動変化については当該保険加入者のみを分析対象とするサンプルバイアスも考えられる．

このほか，同報告書は1997年の自己負担率引上げの影響も分析している．興味深いのは70歳以上年齢層では所得水準，所得階層のいずれについても外来診療実日数に対して有意な影響はみられなかったという結論だ．これはデータに一定の制約はあるものの，70歳前半の窓口負担を引上げても受診抑制にならない証左ではないか．

文献

1) 山田　武：高齢者歯科サービス市場の不均衡分析．医療と社会，**4**：114-138，1994．
2) 尾崎哲則・他：家計の消費支出からみた歯科医療費の長期的な動向の分析．医療経済研究，**8**：5-23，2000．
3) 寺岡加代・他：混合診療の現状と考え方に関する研究．日本歯科医療管理学会誌，**35**：368-379，2001．
4) 川渕孝一：保険給付と保険外負担の現状と展望に関する研究報告書．日本医師会総合政策研究機構，第15号，2000, pp.1-108．
5) 川上憲人・他：社会格差と健康社会疫学からのアプローチ．東京大学出版会，第1版，2006, pp.11-15．
6) 佐藤　満：自費診療に対する歯科医師誘発需要仮説

の検討.日本歯科医療管理学会誌,**37**:390-398,2003.
7) 近藤克則(編):検証「健康格差社会」介護予防に向けた社会疫学的大規模調査.医学書院,第1版,2007,pp.29-36.

8) 笹井啓史・他:歯科医療機関と歯科医療費の地域差について―第3報都道府県別にみた1歯科医療機関あたり歯科医療費と1人あたり歯科医療費との関係.日本歯科医療管理学会誌,**39**:344-351,2005.

* * *

どこまで公的医療保険で面倒みるか
How should we determine the extent of health insurance coverage?

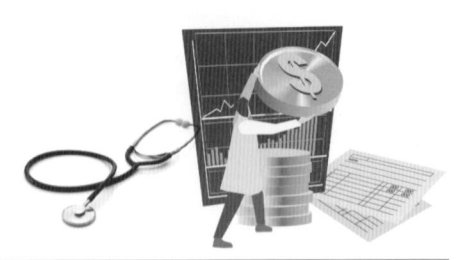

◎ドラッグラグやデバイスラグの批判を受けて保険外併用療養費の範囲を拡大してきたわが国にあって，2つの課題が残っている．ひとつは，評価療養，とくに先進医療の適応が限局的なため，件数・金額面からみて普及していないこと．いまひとつは保険診療への昇格基準が依然として不明確なことである．とくに前者については再生医療をどう産業化するかが"日本再興戦略"とあわせて今後の課題である一方，後者は粒子線治療の費用対効用分析が喫緊のテーマとなるだろう．一定の医療経済分析を実施するにあたり，医師のbelief（確信）に関する予備調査やQOL指標の妥当性の検証が求められるが，立場（社会か患者か）によってその結論が異なることも留意すべきである．今後は保険導入が加速度的に進む分子標的薬の費用対効用分析も急務である．

Keywords 保険外併用療養費，再生医療，粒子線治療，費用対効用分析，分子標的薬

1961年に施行された国民皆保険制度は，国民すべからく平等に医療が受けられることを目的にするものである．より具体的には，医療保険料の見返りに業務外の疾病および傷害について，保険者は被保険者に現金ではなく医療サービスを給付する．給付の内容は，①診察，②薬剤または治療材料，③処置，手術その他の治療，④居宅における療養上の管理および治療に伴う世話その他の看護，⑤病院または診療所への入院およびその療養に伴う世話その他の看護（健康保険法第43条，国民健康保険法36条），などである．したがって，被保険者は，医療機関にかかったときには一部負担金のみ支払えばよい．

このように，現物給付をベースとしたわが国の公的医療保険制度であるが，未曾有の少子・高齢化と医療の技術進歩によってその持続可能性が危惧されている．実際，医療費の高騰に悩むドイツは2006年から，選択制ではあるが医療費の療養費払いを認めている．早晩，わが国でも介護保険と同様，医療保険も現金給付にしてはどうかという意見が浮上するかもしれない．しかし，その前に議論すべきは現物給付制度下でどこまで公的保険でカバーし，どこまでを"自助努力"に委ねるかである．

事実，財政制度審議会が2006年6月に発表した"歳出歳入一体化に向けた基本的考え方"によれば，医療費抑制策として，①70歳以上の高齢者の自己負担率は他の世代の負担率と統一する，②食費・居住費は一般病床に入院するものも自己負担を原則とする，③後発品が存在する先発品の薬価は後発品との差額を自己負担とする仕組みを導入する，④市販類似薬（非処方せん薬）は公的給付の対象外とする，⑤一定金額までの保険免責制を導入する，⑥高額療養費の自己負担限度額を見直す，などが並んでいる．

そこで本章では新規の診療行為が保険収載される手続きがどのようになっているかについて言及した後，一定の事例を引き合いに出しながら保険未収載の現状と課題について述べる．

● 透明性が増した保険収載プロセス

そもそも保険給付の範囲が論点になるきっかけは，第11章で詳述したいわゆる"混合診療"問題

にはじまる．世界で広く流布している医薬品や医療技術が，わが国でアクセスできないというのだ．

医薬産業政策研究所の福原浩行主任研究員が行った調査[1]によると，新薬が複数の国々で上市されるのに要する期間は1990年代に30ヵ国で発売されるまで平均で1年半〜4年を要していたが2000年代には1〜2年まで短縮したという．世界各国の新薬承認期間は大幅に改善しているのだ．

これに対して，わが国は上市までの期間は短縮傾向にあるものの，その変化のスピードは他国より遅く，相対的な上市順位も後退しつつあった．1994年の世界売上高上位33製品に関してはわが国で発売されるまでの平均期間は2.8年だったが，2004年の売上高上位88製品では3.9年となっていた．わが国の場合は自国オリジンの製品は平均して世界初上市から1.5年で上市されていたが，海外オリジンの製品については平均4.5年のタイムラグがあった．専ら他国に比べ遅いと批判された日本だが，発売が早いのは，アメリカ，イギリス，スイスの3ヵ国であった．

また，本調査対象88製品のうち，わが国では28製品が未上市で，これは世界売上上位医薬品の3割に日本国民がアクセスできていないということを意味している．未上市製品の数は66ヵ国中7番目に多いというから，いかに遅れていたかがわかる．

そこで国は従前の特定療養費制度を再編して"保険外併用療養費"，すなわち評価療養（将来的に保険導入の評価を行うもの）と選定療養（保険導入を前提としないもの）に類型化した．評価療養にするか，選定療養にするかは中医協の専権事項であるが，その選別は技術的要素が強いため，診療報酬専門組織・医療技術評価分科会が設けられた．これによって一定の治験を経た医薬品や診療材料は，"自費診療"から"保険外併用療養費"，うち評価療養については一定の普及をまって"保険診療"に"昇格"することになった．

しかし，その後の動きも低調で，2013年10月24日付けの日経新聞によれば1998年から2007年の10年間でアメリカ食品医薬局(FDA)では252品の新薬が承認されたが，うちアメリカ製は117品．これに対して日本製は23品と大きく水をあけられているという．

サイドメモ1

保険外併用療養費制度

そもそも保険外併用療養費という制度が誕生したのは2004年12月のことである．当時の尾辻秀久厚生労働大臣と村上誠一郎規制改革担当大臣の間で交わされたいわゆる「"混合診療"問題に関する基本的合意」に基づくものである．

具体的には従前の特定療養費制度を再構成し，"評価療養（7種類）"と"選定療養（10種類）"に区分し，これらに伴う入院料などについては保険外併用療養費として保険給付することとなった．

評価療養とは一定の普及をみて将来的に保険導入の評価を行うもの．これに対して選定療養は保険導入を前提としないもの．"快適性・利便性に係るもの"として特別の療養環境（差額ベッド）や予約・時間外診療があるほか，"医療機関の選択に係るもの"として，200床以上の病院の未紹介患者の初診や200床以上の病院の再診が区分された．このほか，"医療行為などの選択に係るもの"として制限回数を超える医療行為や180日を超える入院，さらには，前歯部の材料差額，金属床総義歯，小児齲蝕の指導管理が規定されている．

一番大きな改正点は，評価療養のなかに"先進医療制度"が創設されたことである．当局は先進医療を2つに分け，2012年10月以降は先進医療AとBに再編した．その結果，前者は薬事法上，未承認・適応外の医薬品または医療機器を含まない技術となった．このほか，未承認の体外診断薬・検査薬など人体への影響がきわめて小さいものも先進医療Aになる．これに対して後者は薬事法上未承認・適応外の医薬品または医療機器を含む技術をさす．さらに，未承認・適応外を含まない医療技術であっても重点的な観察・評価を要するものも先進医療Bとされる．

2013年12月1日現在で先進医療AとBはそれぞれ65種類，38種類存在する．

● 懸案の未収載品の取扱い

早急に議論すべき課題はつぎの2点である．

ひとつは評価療養．とくに先進医療の適応が限局的なため，2012年度に使用した先進医療費は146億円と約37兆円の国民医療費の0.04％しかないことだ．その利用施設も553施設と少なく，全患者数は14,479人しかない．

大きな壁になっているのは治験だ．薬事法上の承認がない医療機器や薬を使う医療技術の場合，その機器や薬の治験がはじまることが評価療養を容認する条件だが，製薬会社や医療機器メーカーは採算性の低い治験には消極的である．

厚生労働省はあわせて医師主導の治験をはじめているが，これまでの届出はわずかに数件．1件数億円の費用がかかり思うような成果が上がっていない．副作用が発生した場合の補償も医師が治験に尻込みする所似である．

iPS細胞の臨床研究を2014年度からスタートされる先端医療振興財団の井村裕夫理事長はこう指摘する．

"臨床研究は，大きく分けると，①病因・病態の解析，②新しい医療知識を診断へ応用，さらに，③治療への応用，の3分野がある．病因解明は非常に困難であるが，病態研究は比較的容易である．一番難しいのは治療への応用だ．なぜかといえば，ひとつは日本の医者に臨床試験の知識が不足していること．さらにわが国では支援人材がまったく養成されていないため，医者自身がやるしかないが，勤務医は非常に忙しく，片手間ではきわめて不完全な臨床研究しかできない"［「提言：日本の医療改革〜3.11震災復興をわが国の医療に活かせ」（社団法人日本経済調査協議会）を一部改編］．

実は1990年代に旧文部省の大学病院課が21世紀医学・医療懇談会を組織し臨床研究をやりやすくするための臨床研究センターの構想を練っていたが，途中で頓挫した．安倍政権は成長戦略の柱として"日本版NIH"を新設するとしているが，うまくいくのだろうか．ちなみにアメリカのNIH（アメリカ国立衛生研究所）はいまから50年も前に80の大学に臨床研究センターをつくっていたというから驚きだ．

● "デビルの川"と"死の谷"

それにしても臨床研究は多難を極める．まず，基礎研究で成果が上がり，これが病気の診断や治療に応用できる可能性があると臨床研究に入る．はじめてヒトで試験するステップをファースト・イン・マンといい，そこまでをトランスレーショナル・リサーチ（TR）とよんでいる．アメリカではDevil Riverといわれるが，落ちると死んでしまう川があって，そこに橋を架けるという意味で"橋渡し研究"と名付けた．

ファースト・イン・マン試験ができると，ある程度の見通しがつけられて，これをPOC（Proof of Concept）という．しかし，POCが得られてもすぐに一般医療へ応用できるわけではない．数々の規制があり，大規模な臨床試験も必要だ．また，これは日本国有の問題だが，健康保険が使えないため，患者の入退院から検査に至るすべてを研究費でもたなければならない．資金もいるし，費用対効果も大きな障害となってドンドン谷底に落ちていく．これをDeath Valley（死の谷）という．

そこで2004年に神戸では統合的迅速臨床研究（Integrative Celerity Research：ICR）という考え方を導入してテーマを3分野に絞った．ひとつは医療機器開発で2つ目は医薬品の臨床研究．医療産業都市だけで多数の臨床研究を行うことは難しいので，他の臨床研究を支援することになった．そして，3つ目が再生医療の臨床である．

経済産業省は再生医療関連市場が2012年の260億円から，2050年には3兆8,000億円に膨らむと予測する．

これに対して田倉らの推計によれば，15年後の再生医療の普及による医療保険財源への影響を推計したところ，小規模効果群で2,467億円/年，大規模効果群で9,968億円/年の医療費削減効果が期

待できるという[2]．この数値の解釈は慎重を要するが，同様の推計はアメリカのカリフォルニア州における"幹細胞研究・治療イニシアチブ"プロジェクト(州法案第71号)にもみられる．総額54億ドル(公債返済30年間の利子を含む)の投資に対して小規模の治療効果で125億ドルの医療費削減が，大規模の治療効果で1,261億ドルの医療費削減がそれぞれ示されている[2]．理研の不祥事もあり，まさに，日本の再生医療は正念場を向えている．

● 基準が曖昧な"昇格"の手続き

いまひとつの課題は自費診療から保険外併用療養費を経て保険診療へ"昇格"する基準が依然として不明確なことである．たとえば，安全性や有効性については一定の治験で担保するとして，治験に何例が必要かは規定されていない．また，どのくらい普及すれば，自費診療から保険外併用療養費，さらには保険診療に移行するかが不明確である．さらに，保険導入に際して医療経済学をいかに活用するかも論点だ．実際，多種多様な新医療技術に対して，QALY(Quality-Adjusted Life Year)などの経済評価を導入する国が増えているが，わが国でもこうした手法を採用するか不明確である．これでは透明性が増した保険収載プロセスも"絵に描いた餅"といわざるをえない．わが国で今後，強く求められるのは，ミクロ的にはQOL，マクロ的には"日本再興戦略"を加味した多面的な医療経済評価である．

ここで留意すべきは，社会保障制度改革推進法にある次の文言だ．"医療保険制度については，財政基盤の安定化，保険料に係る国民の負担に関する公平の確保，保険給付の対象となる療養の範囲の適正化などをはかる"とある．国内総生産(GDP)に比して莫大になった基礎的財政収支の赤字を削減し，国際公約を実現しようとする意図がこれからうかがわれる．かりにそうであるならば，医療技術の費用対効用分析は必須だと考える．試行的に中央社会保険医療協議会・費用対効果評価専門部会では粒子線治療を取り上げるとしたが，当該治療は果たして医療経済的に優れているといえるのだろうか．

幸い，著者らは内閣府経済社会総合研究所の助成を受けて"粒子線治療の経済分析"を行ったので，これを例に，わが国の保険収載にどのような視点が必要かを考えることにしよう．

● 粒子線治療は保険収載すべきか

1．粒子線治療とは

粒子線治療とは，水素や炭素などの原子核を加速器で高速に加速した粒子線をがん細胞に照射する治療法であり，現在がん治療には陽子線と炭素線が用いられている．

粒子線は良好な"線量集中性"という特徴をもっ

サイドメモ2

医療クラスターの経済効果

iPS細胞の臨床研究がスタートした神戸市医療産業都市であるが，その経済効果はこれからが正念場だ．

市の発表によれば，神戸・ポートアイランドの医療産業都市による市内への経済波及効果は2010年度で1,041億円となり，前回05年度調査から2.5倍に増えたという．推計の基となる進出企業数は同年度の75社から2.7倍の203社に増加した．大手企業や研究機関の進出がめだち，雇用者は3倍以上の8,545人となった．神戸市は2007年時点で822億円と予測していたが，雇用1,000人以上の医療関連企業や大学のあいつぐ進出で上方修正した．その内訳は医療関連企業で431億円，一般企業などで497億円，大学(7校)で113億円．関西圏全域では2,223億円の経済効果があったと推計した．

しかし，医療クラスター形成で市が得た税収は企業進出による固定資産税や法人市民税の増加と雇用増による個人市民税などで35億円．これに対して施設の維持管理費など11年度に市が支出した総額は34億円なので，ようやく収支トントン．

つまり医療クラスターは"お荷物"にならないところまで来たが，いまだ産業化には至っていないのだ．

ている．X線は身体表面に近いところで放射線が強く，病巣に届くまでに減弱し，病巣の後ろも止まらずに突き抜けていく．このため，がん以外の正常組織にまで影響を与えることになる．これに対して粒子線は任意の深さにおいて線量のピークが得られる特性をもっており，身体の表面に近いところでは弱い．病巣で急激に強くなり，病巣の後ろで止まるため，正常組織への影響を最小限に抑えて効果的な治療ができるという優れた性質がある．

また，粒子線の特徴のひとつに高い"生物学的効果"がある．生物学的効果を従来のX線治療と比較すると，陽子線は1.1倍以上，炭素線は3倍前後とされている．また，X線治療に比べ，がん細胞を殺す能力が高いという優れた性質がある．

しかし，その適応は限られており，頭頸部癌，非小細胞肺癌，肝癌，前立腺癌，骨・軟部肉腫などの疾患に有効とされる．

それでは粒子線治療の費用対効用はどうだろうか．

2. 費用対効用分析の予備調査

そもそも費用対効用分析は医療の価値とコストを正確に比較することを通じて最適な医療の提供を実現し，国民の厚生の最大化と医療の健全な発展に寄与することを目的とする．粒子線治療は頸頭部がんで眼球を温存できるケースなど疑いもなく価値のある治療方法で，当該事例では積極的に推進されるべきである．しかし，手術療法や一般の放射線療法など他の治療方法でも同程度の医療成果・QOLを得ているがん種において，どこまで適応すべきかについてはかならずしもコンセンサスは得られていない．

そこで2009年度に前立腺癌について各種治療方法のQOLおよび死亡率に関する一定の医師アンケート調査を実施して，いわゆる"belief（確信）"を調べた[3]．これは本体調査で得られたデータのみだと，サンプル数が少ないなどの理由により推定精度が低く，明確な結論が出ないことを補正するものである．

その結果，つぎの3点が明らかになった．

まず第1に5年後の死亡率についてはがんのステージに関係なく，①待機療法，②内分泌療法，③その他の放射線療法，④粒子線治療，⑤手術療法の順で高くなっていた．

たとえば，手術の適応外で小線源治療も困難とされるT3症例ではホルモン療法との併用療法により積極的に粒子線治療がなされるが，粒子線治療の死亡率はその他の放射線治療よりは約1ポイント低いが，手術療法よりは1.1〜1.4ポイント高くなっている．

これに対して（独）放射線医学総合研究所の辻，岡田氏の報告[4]によれば，再発のリスク別に生存率を比較した場合，どのグループにおいても通常の放射線にホルモン療法を併用した場合より重粒子線を用いたほうが生存率が高いという．

なお，同様の調査は2007年度にも行ったが，そのときは放射線治療医からの回答もあってか，ステージCでは，①待機療法，②内分泌療法，③手術療法，④その他の放射線療法，⑤粒子線療法の順で死亡率が高かった．

第2にEQ-5D（EuroQol-5D）を使って治療（開始）後6カ月の患者のQOLの平均値がどのようになるかを尋ねたところ，T1とT2症例ではほとんど差がないが，ステージT3になるともっとも重篤なレベル3で若干開きがみられた．興味深いことに，①移動の程度，②身のまわりの管理，③ふだんの活動（例：仕事，勉強，家事，家族・余暇活動），④痛み／不快感，⑤不安／ふさぎ込みのいずれの指標においても待機療法は最高値で粒子線治療は一番低くなっている．これは一般の医師が直感的に"粒子線治療のQOLは高い"というイメージをもっていることを示唆するものである．

そして第3に治療（開始）後6カ月の患者の健康状態が0〜100のなかでどのように分布するかを尋ねたところ，加重平均値でみるとステージT1とT2のレベルでは粒子線治療がもっとも高かったが，T3症例ではその他の放射線や手術療法が若干，粒子線治療を上まわっていた．

3. 社会・患者の視点

しかし，ここで留意すべきは立場によって費用

表 1 モデルケースによる治療費と導入の意義のとらえ方(患者：50歳男性，標準年収：約1,000万円の場合)
◎社会的な観点からとらえたもの

	手術早期肺癌切除手術 (入院35日・療養1カ月)	肝癌切除手術 (入院30日・療養1カ月)	粒子線早期癌治療 (入院12日・療養0カ月)
患者本人負担	496 千円	493 千円	3,176 千円
保険負担分	1,156 千円	1,151 千円	84 千円
入院・療養による損失	1,792 千円	1,655 千円	329 千円
治療費コストの総計	3,444 千円	3,299 千円	3,589 千円

◎患者の視点からとらえたもの

		外科手術による 前立腺悪性腫瘍切除 (保険診療として)	粒子線による早期癌治療 (先進医療として)
	患者本人の負担	368 千円	3,200 千円
QOL	入院・療養による損失	1,984 千円	548 千円
	計	2,352 千円	3,748 千円
	金額に表せない QOL の差		

"総合科学技術会議評価専門調査会資料(2003年11月・文部科学省研究振興局放射線研究課)"を参考にして作成．

対効用分析の結論は変わるということだ．たとえば，表1は50歳男性，標準年収1,000万円をモデルケースとした早期肺癌治療の試算結果である．まず，社会的な観点でとらえると，粒子線治療の治療費は現在，318万円(先進医療)とたいへん高額である．これに対して外科手術(保険診療，入院35日，療養1カ月)の場合，医療費(患者負担と保険負担分の合計)に入院や手術後の療養による社会的損失を加えた治療費コストの総計はおおむね340万円程度と見積もられる．つまり社会的にみると，治療後ただちに社会復帰が可能で社会的損失の少ない粒子線治療のコストは外科手術とほぼ同等なのである．

つぎに患者の視点からみると様相は一変する．粒子線治療の治療費は健康保険が適用されず，前立腺癌の治療の試算では患者負担は320万円となる．これに対して外科手術(保険診療，入院42日，療養1カ月)の患者負担額は約37万円で，これに入院と手術後の療養による損失を加えても約240万円と外科手術が優位となる．

しかし，粒子線治療は治療終了後速やかな社会復帰が可能であり，加えて尿失禁，インポテンス，尿道狭窄などの合併症が起こる可能性が手術療法に比べかなり低いなど，金額に表せない高いQOLを得られる点が粒子線治療の最大の特徴である．

ちなみに田倉・杉原らが行った前立腺癌の陽子線治療の費用対効用分析では，陽子線治療の費用対効果は約41(万円/QALY)であるのに対して放射線治療は約66(万円/QALY)と陽子線治療のコストパフォーマンスが高いことが示唆された[5]．

なお，QALYの妥当性であるが，赤倉らが前立腺癌患者81例を対象として包括的および前立腺癌特異的QOL調査票であるSF-36とEPICを用いて，EQ-5DとVAS(Visual analogue Scale：VAS, 0～100points)との関連を調べたところ，有意な相関を認めたという[6]．一方，EPICの下位尺度である排尿，排便，性，ホルモンに関してはQOL効用値指標に大きな影響はなかった．これは前立腺癌患者においてEQ-5DならびにVASを用いたQOL効用値に一定の妥当性があることを示唆するものである．

● 自由放任でいいのか

しかし，かりに粒子線治療を保険導入したとす

ると，年間約1,052億円(＝全国人口1.27億人×人口10万人当りのがん罹患率×適応率6.5％×320万円/人)の医療費負担増となる．

問題はこれをどうやって普及させるかである．先進医療の承認を受けた施設が都合12カ所(炭素線＝4，陽子線＝8)と拡大するなかで，はたして"自由放任主義"による競争政策だけで本当によいのだろうか．

粒子線治療施設は治療装置として加速器という大型な施設が不可欠となり，その整備には多額な初期投資(85〜150億円)と運営費(年間13〜20億円)が必要なことを考えると，計画的整備が求められる．

たしかに，多くの民間保険会社から種々の"がん保険商品"が販売されており，一部のがん保険には粒子線治療も含む先進医療給付金が設けられているので，公的保険の対象外にすることもできる．しかし，あまりに保険外負担が多くなるとわが国の国民皆保険制度が瓦解するおそれがある．

自由放任といえば，とくに最近は分子標的薬など副作用が少ないとされる高額な抗腫瘍用薬の保険導入が進んでいる．そこで本分野で肺癌に効くペメトレキセドを用いた維持療法が，従来の治療方法(腫瘍の進行を認めた後につぎの治療を開始)に対して費用対効果に優れるかどうか(1年長生きするために必要な費用)を調べたところ，すべての組織型を対象とした場合で約1,254万円/生存年，非扁平上皮癌の場合は約926万円/生存年となった．ともにわが国でひとつの目安とされる500万円を上まわっており，かんばしい結果が得られなかった[7]．

国の借金が1,000兆円を超えるなかで，今後は公的医療保険の守備範囲をどうするかが喫緊のテーマになるだろう．そうしたなかで臨床医も納得するような費用対効用分析，ひいては医療技術評価の開発が求められる．

文献

1) 福原浩行：医薬品の世界初上市から各国における上市までの期間－日本の医薬品へのアクセス改善に向けて/リサーチペーパー・シリーズ，日本製薬工業協会医薬産業政策研究所，No.31，2006．
2) 田倉智之，川渕孝一：再生医療の医療経済学．*BIO INDUSTRY*, **26**(7), 6-14, 2009.
3) 川渕孝一・他：平成21年度厚生労働省がん研究助成金(計画研究)，粒子線治療の有効性，適応，費用対効果に関する総合的研究(主任研究者：鎌田 正)．
4) 辻比呂志，岡田 徹：前立腺がんに対する重粒子線治療，講演1「重粒子線がん治療成果報告」－5000症例の治療成績，*Innervision*, 7月号(別刷り)：12-13, 2007.
5) Takura, T. and Sugihara, S.: Study on Proton Therapy from the Perspective of Health Economics, E.S. RI International Collaboration Projects, 2006.
6) 赤倉功一郎・他：前立腺癌患者における quality of life(QOL)効用値の評価：QOL効用値指標 EQ-5D および VAS と健康関連 QOL 質問票 SF-36 および EPIC との比較，日本泌尿器科学会雑誌, **103**(1；別刷り)：9-13, 2010.
7) Tsuchiya, T. et al.: Pharmacoeconomic analysis of consolidation therapy with pemetrexed after first-line chemotherapy for non-small cell lung cancer. *Lung Cancer*, **74**(3)：521-528, 2011.

* * *

"見える化" 医療経済学入門　　　　　　　　　　　　　　　　　　　　　　　　　　　第 13 章

セルフメディケーションの経済学
Economics of self-medication

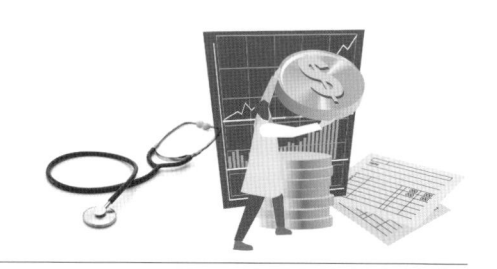

◎セルフメディケーションの代表例として OTC 医薬品，ワクチン，PET がん検診などがある．これらを題材に社会経済の視点からその現状と課題を考察した所，まず，OTC 医薬品については国民の約 6 割が医学的にみて賢明な選択をしていることがわかった．かりに残り 4 割が正しい受療行動をとると，国民一人当り 1,854 円のコストが節約可能である．つぎに OTC 医薬品より予防効果が大きいとされるワクチンについては，任意接種の普及が世界的にみて遅れている．ちなみにわが国と類似した社会保険方式を採用しているフランスやドイツでは費用対効用が高いことから，ワクチンを医療保険の給付対象にしている．これに対してわが国は給付範囲を障害と疾病のみに限定しているため，ワクチンは原則，被接種者の自己負担で自治体の財政力によって助成されるという "ワクチン格差" が生まれている．今後は一定の経済評価に加えて国策的見地からのワクチン政策が求められる．そして最近急増している PET がん検診だが，一定の悪循環に陥っている．その理由は PET の保険点数が低いため，その赤字を自由診療である PET がん検診による穴埋めを余儀なくされているからである．これがかえって PET 施設の過当競争と効率性の低下を招いている．今後は保険診療の範囲内で健全経営が可能な水準まで，現行の保険点数を引き上げる必要がある．

Keywords　　セルフメディケーション，OTC 医薬品，ワクチン，PET がん検診，効率性

　1961 年に国民皆保険制度が導入されて 50 年がたつが，国民がすべからく平等に医療を享受できるというメリットは大きい．しかし，その一方でわが国では公的医療保険の守備範囲が広すぎるため，国民が容(安)易に医療機関にかかり，いわゆるセルフメディケーションに対するインセンティブが働かない．そのため，本来ならば自宅療養すべきケースでも受診する行動が散見され，これが医療費を押し上げる要因となっている．しかし，受診抑制が行きすぎると患者の症状が重症化し，かえって医療費が増大するという反論もある．

　両者のバランスをいかにとるかは，人類史上，どの国も経験したことのない少子・高齢社会を迎えるわが国にとって喫緊のテーマといえる．そこで本章では，OTC 医薬品，ワクチン，PET がん検診を題材に社会経済の視点からその現状と課題を考察する．

● OTC 国民調査から得た知見

　セルフメディケーションといえば，その代表格は OTC 医薬品である．そこで OTC 医薬品に関するインターネット調査を実施した．対象は風邪の自覚症状があった 20〜69 歳の男女．2012 年 1 月 24 日〜31 日に予備調査を実施し，本調査は 2012 年 1 月 31 日〜2 月 6 日に施行した．

　肝心の調査結果だが，回収された 1,129 症例を対処行動別に分類すると，何もしないが 281 例 (24.9％)，OTC のみが 343 例 (30.4％)，受診のみが 339 例 (30.0％)，OTC/受診併用が 166 例 (14.7％) となった．対処行動別に完治に要した日数をみると，"何もしない" がもっとも短く，ついで "OTC のみ" "受診のみ" と続き，"OTC/受診併用" が一番長くなっている．だからといって "何

表 1 対処行動別にみたコストの比較(有職者のみ)

タイプ	対処方法の評価	n	治療に対して医薬品または医療に支払った費用	直接非医療費	間接費用	総費用
対処なし	受診必要	26	—	—	¥7,993	¥7,993
	自宅療養すべき	94	—	—	¥2,060	¥2,060
OTCのみ	受診必要	52	¥1,104	¥131	¥12,803	¥14,038
	自宅療養すべき	145	¥876	¥11	¥9,781	¥10,668
受診のみ	受診必要	79	¥14,217	¥311	¥49,832	¥64,360
	自宅療養すべき	102	¥10,201	¥135	¥26,503	¥36,839
OTC/受診併用	受診必要	51	¥16,036	¥287	¥32,975	¥49,298
	自宅療養すべき	52	¥13,017	¥282	¥32,339	¥45,638

判別スコア1以上,治療に要した日数2日以上でありかつ,有職者601例.
治療に対して医薬品または医療に支払った費用:受診/処方薬・OTC薬購入に要した費用をいう.
間接費用:風邪の罹患のために失われたり制限された労働時間の時間的費用(機会費用).
直接非医療費:受診あるいはOTC購入に要した交通費.

もしなければもっとも早く治る"と結論づけるのは早計だ.なぜなら,かぜの症状が重ければ完治に要する日数も長くかかるからである.

そこで治療薬コードTP-6051の臨床試験の結果を準用してかぜの11症状をスコア化した[1]].

具体的には症状別重症度の判定基準を利用して各症状を"高度""中等度""軽度""なし"の4分類に分け,0~33点という形でスコア化した.その結果,対処行動別にみた症例の判別得点は"何もしない"がもっとも低く,ついで"OTCのみ""受診のみ""OTC/受診併用"の順になった.これは"何もしない"人びとは症状がもっとも軽い証左といえる.その一方で"OTC/受診併用"の多くは症状が重い,あるいは重症化したのでOTCだけでは効かず,受診したものと推測される.

それではこうした選択は臨床的にみて正しかったのだろうか.日本呼吸器学会が作成した「呼吸器感染症に関するガイドライン」を使って急性上気道炎の症状を対処行動別に"受診すべき""自宅療養すべき"に二分すると,日本人のおおむね6割が妥当な選択をしていることがわかった(表1).

それでは残り4割の国民も正しい選択をすればどのくらいのコストが節約されるのだろうか.ここで考慮すべきは治療に対する医薬品または医療に支払った直接医療費に受診/処方薬・OTC薬購入に要した交通費(いわゆる直接非医療費)や風邪の罹患のために制限された労働時間の時間的費用(いわゆる間接費用)を含めるか否かだ.判別スコアが1以上で治療の要した日数が2日以上の有職者601人に限定して総費用を計算すると,国民一人当り1,854円節約可能となった.

なお,本計算では受診・処方薬に支払った費用は窓口支払額を自己負担率で割り戻して算出した.また,OTC医薬品の費用は1回分の平均単価92円(大人用総合感冒薬のシェア別加重平均額)に服用回数を算じて算出した.

求められる"Value for Money"

しかし,成井らの意識調査によれば,セルフメディケーションを活用する理由と病院・診療所で受診する理由との間には一定の齟齬があるという[2].そこで判別スコアが1以上で治療に要した日数が2日以上でかつOTCのみ,または受診のみで対処した634例に限定してどのような人が受診傾向が強いかを調べた.

その結果,①判別スコアの高い人,②前述のガイドラインにより受診すべきと判断される人に加えて,③"OTCのほうが処方薬よりも効く"という考え方に否定的な人や,④"日頃から受診傾向にある"人に受診傾向が強いことがわかった.と

くに"OTC薬の効き目に否定的な人"は"どちらでもない中立的な人"に比べて受診傾向が2.6倍も高く，今後は医療用医薬品のスイッチOTC化が強く求められる．

しかし，OTC薬で治るところを受診すれば社会的コストもそれだけ余計にかかり，ひいては国民皆保険制度を危うくする可能性もある．

そこでつぎに，正しい対処行動を選択する人にどのような傾向がみられるかを分析したところ，"判別スコアが高い"人に加えて"薬に関するアドバイスは(医師よりも)薬剤師を信頼する"人や"日頃から受診する傾向にない"人にガイドラインとの一致傾向が強くみられることがわかった．

これに対して"経済的に余裕のない"人や"日頃から受診する傾向にある"人，さらには"セルフメディケーションという用語を知らない"人の対処行動はガイドラインと不一致傾向が強いことがわかった．これは経済格差や受診選好という行動を変えることは難しいが，セルフメディケーションという用語を普及させれば，医療費節約につながる証左といえよう．そのためには，OTC薬の価値，すなわち"Value for Money"をもうすこしわかりやすい形で国民に示す必要がある．実際，治療に要した日数を長くする要因を調べると，①高齢者，②寒冷地(北海道および東北地方)の住民，③判別スコアが高い人や，④受診すべき症状を有する人に加えて"発症した曜日が祝日"だった人に長い傾向がみられることがわかった．

さらに興味深いことに，"常備してあったOTCを服用"した人に比べて"本人があらたに購入したOTCを服用"した人や"処方薬を服用"した人はそれぞれ完治に1.2倍の日数を要している．これは，OTC薬を常備薬として買いおきしている人は，より治りが早いことを示唆するものである．とくに祝日は救急医療機関を除いて休診の医療機関が多く，当直医の負担を軽減させるうえでもOTC薬を常備しておくことには一定の意義があると考えられる．

ワクチン行政の現状と課題

OTC薬もさることながらより効果的な予防医療にワクチンがある．

そもそもワクチンは大きく2つに分類される．予防接種法に規定された定期予防接種とそれ以外の任意接種のワクチンだ．さらに，定期予防接種ワクチンはI類とII類に分けられる．I類は原則全額公費負担．これに対してII類は自治体の財政状態により公費負担額が決められるが，一部は自己負担となっている．また，定期接種に組み込まれない任意接種のワクチンは全額被接種者の自己

サイドメモ 1

ワクチンと公費負担

ワクチンの公費負担は1948年施行の"予防接種法"に規定されている．予防接種法以前は天然痘予防規則(1877)により国費による強制種痘が実施されていた．それが戦後，占領軍への伝染病感染を恐れたGHQにより強制集団予防接種となり，1948年にGHQの指導のもと予防接種法が制定された．留意すべきは，このときに予防衛生業務は地方自治体の所管とされたことである．その後，現在に至るまで予防接種法は都合22回にわたる改正が加えられたが，所管は地方自治体のままで変更されていない．

1948年の法制定後の大きな改正は1976年に予防接種の健康被害は国が救済することを定めたことである．感染症患者の減少に伴い，予防接種による健康被害のほうが大きな社会問題となり，予防接種健康被害救済制度が確立された．さらに，接種義務は緩和され，罰則も廃止された．と同時に，市町村長が予防接種の当事者であるとして担当医療関係者の責任は問わないことになった．

そして18年後の1994年改正では法定ワクチンは強制・義務接種から国民の努力規定となり，集団義務接種から勧奨個別接種へと移行した．これに対して任意接種のワクチンに関しては何の法的規定もない．被接種者および保護者の自己責任となっており，これが喫緊の課題となっている．

負担となるが，財政力のある自治体のみ助成制度が存在する（「サイドメモ1」参照）．

こうしたなか，厚生労働省（以下，厚労省）は2010年10月以降，子宮頸がんなどワクチン接種緊急促進臨時特例交付金による事業（補正予算）を実施したが，改正予防接種法の施行によりヒブ，小児用肺炎球菌，HPVワクチンは2013年4月より定期接種となった．

このように一歩前進はみられるものの，依然として，WHOが推奨している他のワクチン（水痘，おたふく，B型肝炎，ロタ，不活化ポリオワクチンなど）は任意接種のままである．

また，ワクチンは年齢層ごとに接種時期が決まっており"予防接種スケジュール"が設定されている．この決められたスケジュールに合わない時期に接種すると公費負担のワクチンでも自己負担となる．つまり，わが国では居所と所得によって"ワクチン格差"が存在しているのだ．

● 世界標準のワクチンに向けて

さらに日本の"ワクチン・ギャップ"もつとに有名で，欧米では承認済のワクチンが日本では使用できない．一般にワクチン開発には第Ⅰ相試験から使用可能になるまで5～8年かかるという．費用も550億～1,100億円程度要するため，企業は慈善活動でないので，採算にあわなければワクチン市場には参入しない．

そこで厚労省は，次回の新型インフルエンザの発生に備え，全国民分にワクチンを素早く供給できる体制の整備を急いでいる[3]．たしかにワクチンの国産化という点では一歩前進だが，本当に国内メーカーの支援だけで十分なのだろうか．

たとえば，水痘症は過去10年間，患者発生数はほぼ横ばいで，その報告数は毎年約20万件あるが，幼児におけるワクチン接種率は全国で2～3割程度にすぎない．また，おたふく風邪は1993年後半～94年，1996～98年で流行の規模が増大した．2000～01年には年間推定患者数200万人を超える大きな流行があったが，幼児におけるワクチンの接種率は全国で3～4割程度と推定される．つまり水痘症やおたふく風邪という感染症は欧米ではワクチンの普及で罹患率はかなり低く抑えられているが，わが国では毎年約100万人の患者が出ているという．

さらに肺炎球菌ワクチンもとくに高齢者が季節性インフルのワクチン接種に合わせて接種しておけばより効果的に重症化を予防できるといわれるが，65歳以上の高齢者の接種率は5％程度である．アメリカでは高齢者の約65％が接種するなど，国際的にみると日本は非常に低いとされる．

● 保険適用されたフランス・ドイツの現状

それではヨーロッパ諸国はどうなっているのだろうか．ベルリン・フリース大学のリサーチ・フェローのポール・タルコット氏によれば，たとえばフランスでは1947年に被用者保険が近代的な制度になって以来，予防接種には被用者保険が適用されているという[4]．ただし，被用者保険の適用外の人たちは地方自治体からの不公平なサービスに頼らざるをえず，予防接種率の低迷や，ワクチンで予防可能な疾患の大発生といった問題が生じていた．そこで1999年に，あらたな国民健康保険制度が，そうした適用外の人にはじめて適用され，無料で予防接種が受けられるようになった．その結果，国民の健康保険による予防接種のカバー率は飛躍的に上昇し，ワクチンで予防可能な疾患の発症率が減少した．

他方，ドイツでも以前より大半の公的疾病金庫から予防接種に資金が投入されていたという．しかし，その資金提供の決定は各疾病金庫に任され，採用時期やカバーされるワクチンに疾病金庫間の格差が生じていた．そこで2007年の医療改革により中央政府で意思決定する仕組みに転換し，その格差は解消されたという．

それにしても，わが国と同じ現物給付制度を有するフランスやドイツはどうして予防接種を保険給付の対象としたのだろうか．そもそも公的保険では障害と疾病は給付の対象となるが，予防治療

表 2　各種ワクチンの費用比較分析の結果

	費用比較分析(億円)	厚生科学審議会・感染症分科会予防接種部会の推計結果との比較
百日咳	28.5	—
おたふく	−230.8	一致
子宮頸がん予防	−313.2	一致
Hib(total)	353.6	不一致
小児用肺炎球菌(total)	264.4	不一致
インフルエンザ	46.7	未検討
ロタウイルス	−303.7	未検討

は給付対象外ではなかったのか.

　理由は簡単で,費用対効用を勘案した医療経済分析によってワクチンを公的保険の給付対象とする正当性が証明されたからだ.単に公衆衛生の改善だけでなく,VPD(Vaccine Preventable Disease；ワクチンにより予防可能な疾患)を減らすことによる総医療費の削減効果が算出されたのである.実際,フランスやドイツでは予防接種政策を地方自治体行政から国家政策へと方向転換したことによりワクチンの接種率が上がり,ワクチンで予防可能な疾病の発症数が減少したという.麻疹を例にとると,公的医療保険による費用負担を拡大したことでワクチン接種率が上がり,報告症例数が劇的に減少した.その結果,年間の直接医療費はフランスでは1億4,500万ドル(約130億円),ドイツでは9,000万ドル(約81億円)が削減されたと推定されている.

わが国でもはじまった医療経済分析

　まさに"予防に勝る良薬なし"だが,この種の医療経済分析はわが国でも活発に行われている.たとえば,厚労省の厚生科学審議会・感染症分科会予防接種部会(部会長：加藤達夫・国立成育医療研究センター総長)のワクチン評価に関する小委員会では,費用比較分析と費用対効用分析が実施されている.

1. 費用比較分析の結果

　まず前者は"社会の視点"で実施されたもので,定期接種導入前後における費用を比較している.費用には保険医療費(初診料・再診料,検査,投薬,手術の費用などの病院や薬局などの医療機関でかかった医療費)のほか,ワクチンの接種費用や検診費用といった病気のために実際に支出された費用も含まれる.具体的には,介護の費用や,医療機関までの交通費などの非保険医療費に加えて看護・介護者等の生産性損失(productivity loss)などだ.ここで生産性損失とは,もし病気で治療を受けなければ得られたはずの収入のことである.たとえば,子供をワクチン接種に連れていくために,両親が仕事・家事を休む場合,それがなければ,何らかの生産活動に従事できていたはずだ.この損失を機会費用(opportunity cost)とよぶ.

　表2は費用比較分析の結果を示したものである.前提条件をいかに置くかによって同分析会の推計結果と本分野が行った分析結果に一定の齟齬が生じることがわかる.

2. 費用対効用分析の結果

　つぎに,費用対効用分析はいわゆる"保険者の視点"で実施されるもので,費用に生産性損失は含まない.興味深いのは,成人用・小児用肺炎球菌,おたふく,水痘ワクチンでは一定の経済効果は認められるものの,Hibウイルスは意外にもワクチンを使用したほうがワクチンを使用しない場合より割高になっていることだ(表3).さらに,子宮頸がん予防,B型肝炎,百日咳も割高になっているが,これは生産性の損失費用が考慮されていないことによるものである.

　原則として本分析ではワクチン投与群と対照群における費用と質調整生存率(QALY)を算出することにより,1QALYあたりの増分費用効果比

表 3　厚生労働省予防接種部会ワクチン評価に関する小委員会による各ワクチンの医療経済評価

具体的なワクチン	ワクチンを使用した場合の総費用①	ワクチンを使用しない場合の総費用②	費用比較分析(億円)③＝①－②	①と②のQALYの差	ICER(千円)②	1QALY当たりの或値を500万円とすると	補正予算項目
成人用肺炎球菌(PPV23)	2,703	7,433	－4,730	5,590	Dominant	○	×
百日咳(Adolescent Pertussis)	52.0	50.5	1.5	198	703	○	×
おたふく〔Mumps(2dose)〕	231.6	479.5	－247.8	1894	1281	○	×
子宮頸がん予防(HPV)	311.1	138	173.1	8,600	2,011	○	○
B型肝炎(HBV)	202.4	28.4	173.9	2,005.08	8,681.7	×	×
Hib(Hib)	399.2	178.2	221.0	2,201	10,980	×	○
水痘〔Varicella(2dose)〕	448.7	657.9	－209.1	147	23,871	×	×
小児用肺炎球菌(PCV7)	5,160.2	5,308.5	－143.8	438	45,546	×	○
合計	9508.2	14,346	－4,837.8				

(ICER)を計算する．

ここでQALY(quality-adjusted life year)とは第12章で紹介したように，疾患の生活の質への影響を反映させるために，この効用値で重みつけをした生存年のことである．

たとえばワクチンを導入した場合の1人当りコストが5万円で期待余命が30年としよう．ワクチン非導入の場合のコストが2万円で，期待余命が29.98年だったとすると，ワクチン導入によって1人当りのコストは3万円増加することになる．その一方で，期待余命も0.02年増加し，増分費用効果比は150万円/QALY(＝3万円÷0.02年)となる．これは"1年長く生存するのに追加的に150万円かかる"ことを意味する．

通常，増分費用効果比の閾値は1QALYあたり500万円を目安とし，500万円以下であれば費用対効果は良好だと判断される．

表3をみると，1QALY当たり或値が500万円を下まわるワクチンは成人用肺炎球菌，百日咳，おたふく，子宮頸がん予防の4つで，定期接種となったHibと小児用肺炎球菌ワクチンは脱落する．

このように医療経済分析も前提条件によってその結果が異なってくるので，今後は一定の感度分析に加えて国策的見地からのワクチン政策が求められる(「サイドメモ2」参照)．

サイドメモ2

最近のワクチン政策とその経済評価

2013年に入って風疹ワクチンは想定外の需要増で，ワクチンの供給不足が全国規模で起こったが，これも国の失策といえよう．

ちなみに数年前に供給不足となった麻疹ワクチンの定期接種は従来は満1～7歳半の間の1回だけだったが，2006年度からはより高い効果を得るため，生後満1歳および小学校就学前1年間の2回接種へと改められた．また，従来の1回接種者にも確実な終生免疫の獲得をはかって，2008～2012年度にかけて中学1年生および高校3年生に対する麻疹ワクチンの追加接種が行われている．しかし，比較的高年齢での追加接種となるこの制度について費用と効果の比を経済評価の指標としたところ，生活の質(QOL)を考慮した1生存年当りの費用は，中学1年生で5,651万円，高校3年生で28,323万円であった[6]．この結果は社会全体が1生存年の延長のために支払う上限額とされる500万円を超えており，公共政策の見地からは同制度がかならずしも経済的とはいえないことを示す．一方，定期接種となった子宮頸癌ワクチンも副反応事例が多発して推奨を一時中止している．いまだ因果関係は明らかになっていないが，今後わが国のワクチン政策には医療経済評価に加え，安全性評価や需給予測など多方面からのアプローチが求められる．

PETがん検診施設の効率性

このほか，人間ドックや定期健診も若干，値は張るが，立派な"セルフ・メディケーション"である．とくにPET（positron emission tomography）はその保険点数が低いため，その赤字は自由診療であるPETがん検診で埋め合わせされてきた．しかし，これがかえってPET施設に過当競争と効率性の低下を招き，さらなるがん検診を誘発するという悪循環を生んできたとされる．

そこで本分野はこの仮説を検証すべくPET検診の効率性を測定し，効率性の規定要因を同定した[5]．使用したデータは内閣府経済社会総合研究所主催の国際共同研究で質問紙調査に有効回答したPETがん検診65施設のデータである．具体的には，経済学で一般的な包絡分析法（Data Envelopment Analysis：DEA）という手法を使って各施設の効率性得点を求め，同得点を従属変数，他の要因を独立変数とする多変量回帰分析を行った．

その結果，2004〜2006年にかけて効率性の低下傾向がみられた．また，①早期参入，②40歳以上人口割合の高い地域，③診療所と一般病院におけるPET検診は効率性の上昇要因であることがわかった．これに対して意外にも④市場シェアと⑤料金水準は低下要因であった．

先行研究によれば，PETがん検診は需要の価格弾力性が高い，つまり一般人のPETがん検診の受診行動が料金の変化に敏感だとされる．いい換えれば，これは料金の引下げによりPET施設は多くの受診者を獲得できることを意味している．

その反面，PET検査には，PETカメラやサイクロトロンのような多額の初期投資や医療スタッフの労務費など，多大な固定費用がかかり，コスト削減や料金の引下げが困難なことがうかがわれる．そのため，市場シェアが減少，すなわち競争が激化しても，PET施設にとって料金の引下げは容易ではなく，受診者数の減少と効率性の低下を招いたものと考えられる．事実，2004年，2005年，2006年の全施設の平均料金は97,424円，99,230円，99,843円と上昇傾向を示していた．PET施設は受診者数が減少するなか，コストをカバーするため，料金を引き下げるどころか，むしろ引き上げざるをえなかった状況がうかがわれる．

こうした悪循環を断ち，効率性の低下を抑えるためには，保険診療の範囲内で健全経営が可能な水準まで現行の保険点数を引き上げる必要がある．

文献

1) 菅原民枝・他：OTC（一般用医薬品）を用いての症候群サーベイランスの試み．感染症学雑誌，**81**：235-241，2007．
2) 成井浩二・他：改正薬事法施行以前における一般用医薬品とセルフメディケーションに関する一般消費者の意識調査，Jpn. J. Pharm. Health Care Sci., **36**：240-251，2010．
3) 川渕孝一：新型感染症の危機—日本ではなぜワクチンが足りないのか．保険診療，**65**(8)：44-49，2010．
4) 川渕孝一，ポール・タルコット：待ったなしのワクチン政策—世界に恥じない「統合的戦略」が求められる．社会保険旬報，No.2413-2414，2010．
5) Xuanxiu, L.：The efficiency of healthcare facilities providing PET cancer screening in Japan. Jpn. J. Radiology, **30**(3)：198-205，2012．
6) 井上裕智：中学1年生および高校3年生に対する麻疹ワクチン追加接種の経済評価．医療経済研究，**22**(2)：141-157，2011．

*　　*　　*

うつ病のコスト
Various cost surrounding treatment of depression

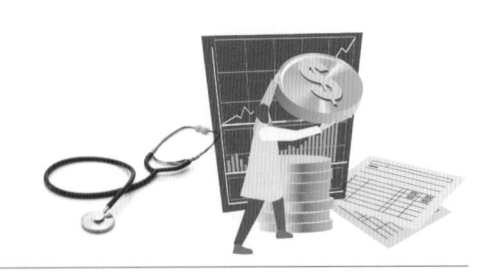

◎現代日本の精神保健にかかる問題は経済問題と直結する．バブル崩壊後，企業は競って能力主義・成果主義を導入し，非正規雇用者を増やした結果，職場環境はきわめて厳しいものになった．つねに成果を求められるプレッシャーや生活苦，将来への不安などからうつ病になる人も多く，うつ・躁うつ病患者の数は2008年に100万人を超えた．うつ病治療には，①生物学的治療，②精神療法，③環境調整などがあるが，中心はもっぱら保険診療が認められている薬物療法である．通常，セロトニンやノルアドレナリンの賦活剤が多用されるが，非定型うつ病はドパミンが関係しているため，従来の抗うつ剤だけでは十分な効果が得られない．また，通院療法に比べて入院療法の医療費は割高だが，一般診療科に比べると診療単価は低く，患者の精神症状や医療スタッフ（とくに看護師）のコストも十分に反映していない．このように問題山積の精神医療だが，うつ病のもっとも不幸な転帰が自殺であることを考えると，復職支援も含めて国・自治体をあげた予防政策が求められる．

Keywords うつ病，生物学的治療，薬物療法，光治療，入院療法，リワーク

"IT（情報技術）業界は成長産業．職場は活気に満ち溢れていてもおかしくない状況だ．ところが，現実はそうではない．ITの現場で働く1,000人を調査したところ，うつ・無気力型などの"3大疾病"が明らかになった．"

2013年6月21日付け日経電子版の記事だ．とくに最近は30代のうつ病が増えているという．仕事量の増加と対人関係の悪化が原因ではないか．たとえば，システムエンジニアはとうていこなせるはずのない量の仕事を抱えている．不況で企業が雇用者の数を減らしており，1人がこなさなくてはならない仕事量が増えているのである．しばらくはもちこたえても限界を超えると心身が壊れてしまう．また，企業も厳しい状況なので，上司も気持ちがささくれだっていて，ささいなことで部下を必要以上に叱ったりする．しかし，いまの若い人は叱られることに慣れていないので，ちょっと強くいわれただけで，うつになる人が多い．

うつ病の患者は，躁うつも含めて2008年に100万人を超え，潜在患者はその数倍に及ぶとみられている．一生のうちに1回でもうつ病になる可能性は16～17人に1人という．もともとは40～50代に多く発症する病気だったが，いまや子供にもうつ病がみられるようになり，昔からなりやすいことがわかっていた高齢者を含めるとすべての年齢層でみられる"国民病"となった．なかでも女性に多いのは，月経・出産・更年期といった生殖のサイクルが発症にかかわっているからではないかとされる．そこで本章では，世界的な大不況下で増大するうつ病のコストとその対策について社会経済的視点から考えてみることにする．

● 選択肢が広がった治療法

まず，うつ病の治療法であるが，①生物学的治療，②精神療法，③環境調整の3つがある．

たとえば，生物学的治療には電気痙攣療法や薬

物療法がある．電気痙攣療法は最近では麻酔下で痙攣を引き起こす手法が使われることが多く，症例によってはきわめて効果的である．

一方，薬物療法はこれまで使われてきた三環系抗うつ薬や四環系抗うつ薬に加えて，選択的セロトニン再取込み阻害薬（SSRI）やセロトニン・ノルアドレナリン再取込み阻害薬（SNRI）が使用可能になり，治療薬の選択の幅が広がっている．

しかし，この60年間，うつ病の薬物治療の基本的な考え方は，脳内のセロトニンやノルアドレナリンの放出レベルによって精神状態や気分の高低が決定される"モノアミン仮説"のままで足踏みしている．ブレークスルーとなるような新薬が期待されているが，いまだ登場していない状況にある．

もちろん，さまざまなアプローチによる研究は進んでいる．現在，もっとも注目されているのは"細胞新生仮説"に基づく研究である．この学説では，脳は神経細胞の再生とアポトーシス（細胞死）のうえに維持されており，そのバランスが欠けている状態がうつ病という考え方である．うつ病患者の脳や血液ではBDNF（脳由来神経栄養因子）が減っているので，それをうつ病診断に用いてさらに治療にも応用するというものである．国際的に注目が集まっているが，BDNFに直接作用する物質が薬として実用化されるかどうかはいまのところ未定だ．

そこで最近，注目を浴びているのが光療法である．光療法は別名"高照度光療法"ともいう．2,500ルクス以上の光を毎日浴びることで，冬季うつ病などの症状を改善させる画期的治療法である（「サイドメモ1」参照）．しかもその有効性は60～70％と，抗うつ薬と同等かそれ以上で，副作用はほとんどなく，安全性が非常に高いとされる[1]．抗うつ薬は通常，治療効果が現れるまで最低2週間を要するが，光療法は有効な人の場合なら効きはじめるのにわずか2～3日しかかからない．1980年代はじめにアメリカで光療法がスタートしてから欧米を中心に広く普及してきたのも即効性と有効性，安全性という三拍子が揃っているからである．

サイドメモ1

冬季うつ病

冬季うつ病は"季節性うつ病"ともいわれ，うつ病のなかでも特殊なタイプである．冬季うつ病の基本的な症例は，毎年，秋口から冬の間うつ状態に陥り，春先から回復しはじめ，夏には軽い躁状態を呈し，ふたたび秋口からうつ状態に陥るというものだ．しかし，経過中にこの季節リズムから外れる例も多々ある．たとえば，①10代後半から20代など一時的だけ発症する，②発症しない冬もある，③若年期からかかっているが，中高年期に軽くなる，④冬季限定のはずが，ほかの季節にも発症する，といったさまざまなパターンがある．

この病気は冬場に日照時間が短くなる高緯度の北欧やカナダでは国民病ともいわれているが，日本では秋田や北海道など北緯40度以上の地域に患者が多く，その数は人口の0.5～1％くらいである．しばしば10代後半から20代に発症し，冬季うつ病と気づかないまま経過して人知れず悩んでいる患者も少なくない．ヨーロッパなどでは"ウィンター・ブルー"として広く知られているものの，日本では専門医以外には病名さえ知られていないのが現状である．

冬季うつ病のための医療用照明機器には天井や壁面に光照射装置を埋め込んだものから携帯用までさまざまなタイプのものがあるが，問題は保険診療として認可されていないことだ．その結果，保険点数のつかない診断・治療に時間をかけるよりは一般のうつ病と診断し，抗うつ薬を出すほうが早いということになってしまう．うつ病と診断された患者のうち，約20人に1人は冬季うつ病であるという試算もある．また，冬場だけ発症するという特徴が心理的な要因と解釈されたり寛解した一般のうつ病の再発と勘違いされている症例も多いという．

現在，冬季うつ病ほど劇的ではないが，光療法と断眠療法を組み合わせることで，薬物療法に反応しないうつ病にも抗うつ効果を発揮することが欧米の試験で実証され，研究が進められている．

● 注目される"入院療法"の有効性

このように通院療法が基本のうつ病治療だが、"入院療法"の有効性を主張する医師[2]もいる。

しかし、この治療法も必ずしも普及しているとはいえない。わが国では精神科入院医療の診療報酬が先進諸外国より相当に低いからだ。精神科病床は全病床数の23%を占めるのに対し、医療費は総医療費の6%にすぎない。人口一万人当りの精神科病床数は、OECD諸国のオーストラリア、フランス、イギリスとアメリカに比べて多いにもかかわらず、医療費予算は一番少ないのだ。また、日本では精神科100床当りの医業収入は一般病床の約2/3にすぎない。加えて患者の重症度や自立度も考慮されていないため、精神科の看護職員自らが提供するサービスに不満を抱いているとされる[3]。

通常、精神医療のケアの質やクオリティ・オブ・ライフは医療制度に影響される。事実、Drussらの研究によれば、精神疾患をもつ人びとの余命はそれ以外の人びとより平均8.2年短く、彼らの超過死亡のハザード比は2.06に達していたという[4]。死亡原因の95.4%は疾病であったが、このモデルに医療制度的要因を加えるとハザード比は1.80に低下した。さらに、健康状態に関連した要因を加えるとハザード比は1.32に低下したという。まさに、うつ病対策は個人の自助努力だけでは回避できず、社会的支援を要するのだ。診療報酬に患者の重症度を適正に反映させ、看護業務を十分に償えることが求められる。

● 精神科の診療報酬は適正か

そこで本分野では、精神科の入院の診療報酬が重症度を正しく反映しているか否か、医療スタッフ、とくに看護職員の人件費を十分に償っているか否かを分析した[3]。具体的には日本精神科病院協会の会員病院3施設から一定のデータを収集した。2002年6月の同協会マスタープラン調査の副次利用するとともに、診療報酬総額は同月の診療報酬請求明細書から得た。また、当該3病院に医療スタッフの業務時間の調査を依頼し、人件費の代理変数とした。こうした3種類のデータは各病院で患者ごとに突合、コード化され、匿名化されたが、全症例数は341、うち86例は出来高払い方式の急性期一般病棟(FFS病棟)、255例は包括払い方式の療養病棟(PPS病棟)から得た。そして、1カ月間の診療報酬総額、精神症状、スタッフの業務時間について一定の相関分析を行った。

おもな結果はつぎのとおりである。①両病棟とも精神症状(重症度)と全スタッフの業務時間との間に有意な正の相関があった、②両病棟とも診療報酬総額と重症度との間に有意な負の相関があった、③PPS病棟では診療報酬総額と全スタッフ、とくに看護職員の業務時間との間に有意な負の相関があったが、FFS病棟では相関がなかった。

以上の結果から、同協会のマスタープランにおける精神症状は精神科入院医療の人件費を反映する有用なケースミックスだが、現行の診療報酬はかならずしも患者の重症度を反映しておらず、スタッフ、とくに看護職員の業務を十分に償っていないことが示唆される。

● 割高な入院療法

とはいえ入院療法は通院療法に比して割高だ。一体全体うつ病でDPC対象病院に入院した場合、いくらかかるのだろう。

2012年社会医療診療行為別調査によれば、"気分[感情]障害(躁うつ病を含む)"による入院1件当りの(入院時療養などを含まない)総点数は36,068点となっている。これは同疾患による入院外1件当りの総点数(1,030点)の35倍以上に相当するが、このうち84.9%を入院料などが占めている。検査、画像診断、投薬、注射、リハ、精神科専門療法といった直接治療に係る項目のみで比べてみると、入院外1件当り846点に対して入院1件当り4,535点となり、その差は5.4倍に縮まる。

そこで、入院と入院外でそれぞれどのような構

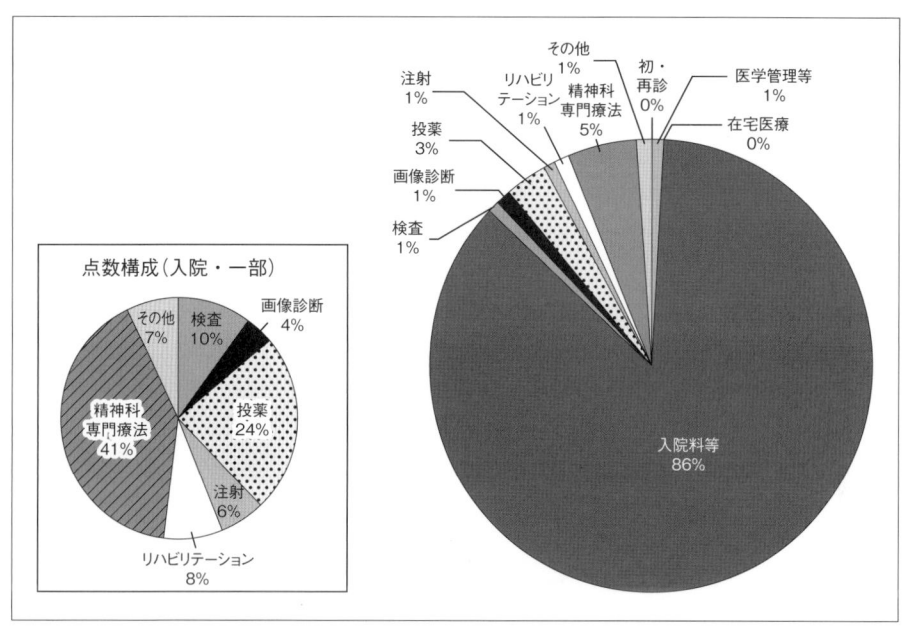

図 1 点数構成（入院）
社会医療診療行為別調査（2012年6月審査分）より著者ら作成．
その他には，処置，手術，麻酔，病理診断が含まれる．

成になっているかを調べてみた（図1，2）．その結果，まず検査および画像診断を合わせた割合が入院外の8％に対して，入院で14％を占めるなど診断に係る部分が大きい．また，精神科専門療法の占める割合が入院外では57％と大きいが，入院では41％にとどまっている．さらに，投薬の占める割合も入院外（32％）が入院（24％）より大きくなっているが，同じく薬剤が関係する注射も含めると入院外（34％）も入院（30％）もあまり変わらない．

さらに，これらのおもな項目について総件数に対するそれぞれの実施件数の割合と，実施件数1件当りの点数を比較してみると，うつ病は薬物療法が中心ということもあって投薬は入院総件数のうち59.3％で実施されている．入院外では総件数のほとんどの96％で実施されている（表1）．一方，実施件数1件当りの点数をみると投薬は入院が1,961点と入院外の282点の7倍に達している．また，注射における実施件数の割合は入院では総件数の11.7％，入院外では総件数の1.6％であり，さらにその1件当りの点数も入院（2,428点）が入院外（966点）の5.4倍以上にも上る．

以上から，入院と入院外で1件当りの点数差が5.6倍にもなる理由は，投薬と注射の差によるものと考えられる．事実，1件当りの薬剤種類数をみても入院の場合は外来より2.2〜2.7倍と高い（表2）．ここでもうつ病における薬物療法の費用対効果が問われる．

増大する"負の連鎖"

とはいえ，うつ病のもっとも不幸な転帰は自殺なので，当該費用も自殺の予防コストと考えればかならずしも高くないのではないか．ちなみに，先出の"病院可視化ネットワーク"で得た患者データを用いて"気分［感情］障害（躁うつ病を含む）"による入院費を求めると，1件当り578,341円となった．これは2008年度中の6カ月間のDPCデータで，傷病名が気分［感情］障害とされた24

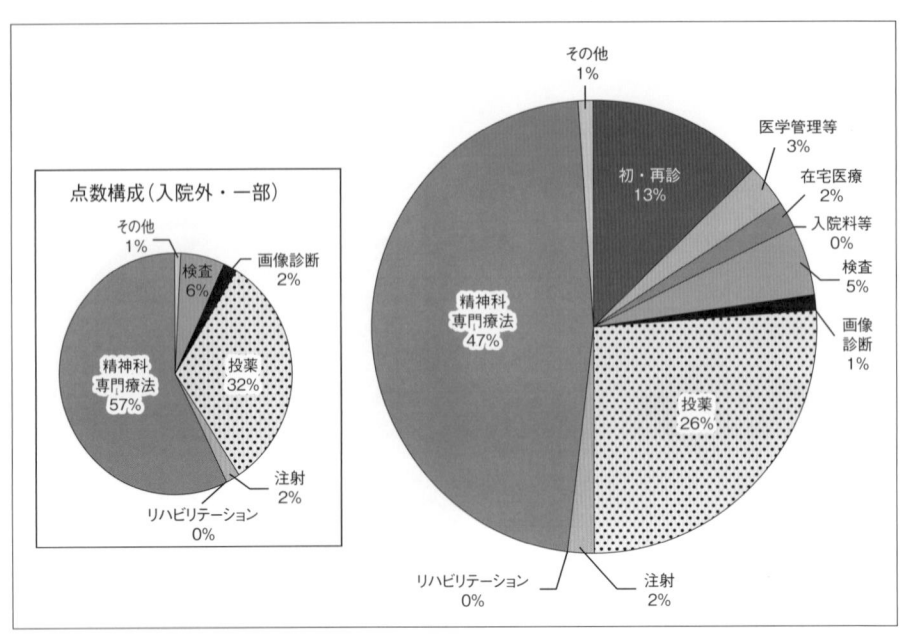

図 2　点数構成（入院外）
社会医療診療行為別調査（2012年6月審査分）より著者ら作成
その他には，処置，手術，麻酔，病理診断が含まれる．

表 1　総件数に対する実施件数の割合および実施件数1件当りの点数

		入院	入院外			入院	入院外
	総件数	27,479	909,932				
検査	実施件数	12,033	89,845	注射	実施件数	3,221	14,321
	実件/総件	43.8%	9.9%		実件/総件	11.7%	1.6%
	点数	13,637,386	50,162,747		点数	7,821,518	13,832,589
	点数/実件	1,133	558		点数/実件	2,428	966
画像診断	実施件数	4,830	9,969	リハビリ	実施件数	2,250	870
	実件/総件	17.6%	1.1%		実件/総件	8.2%	0.1%
	点数	6,026,698	13,284,704		点数	10,389,799	1,228,714
	点数/実件	1,248	1,333		点数/実件	4,618	1,412
投薬	実施件数	16,306	873,580	精神科専門療法	実施件数	23,223	798,464
	実件/総件	59.3%	96.0%		実件/総件	84.5%	87.8%
	点数	31,970,750	246,066,446		点数	54,772,655	444,782,720
	点数/実件	1,961	282		点数/実件	2,359	557

社会医療診療行為別調査（2012年6月審査分）より著者ら作成．

病院の84件の入院症例1の平均医療費である．DPC対象の一般病床でうつ病治療を行うと入院医療費が総じて高くなることはつとに有名だが，問題はその原因である．1日当りでみた高額上位5件はすべて救急車により搬送された症例で占められている．救急車により搬送された症例も84件中16件と約2割に達することを考えると，自傷患者がDPC対象病院に担ぎ込まれている証左といえないだろうか．

事実，消防庁が2008年に実施した東京都の救急

表2 "気分[感情]障害(躁うつ病を含む)"における1件当りの薬剤種類数

	1件当り薬剤種類数	
	入院	入院外
2006	10.74	4.22
2007	11.52	4.57
2008	12.06	4.47
2009	9.87	4.43
2010	11.26	4.71
2011	11.59	4.58
2012	11.67	4.46

社会医療診療行為別調査(各年6月審査分)より著者ら作成.

受け入れに関する実態調査によると,"4回以上受け入れを問い合わせたケースが全体では8.3%あったが,精神疾患やアルコール中毒などの"背景"がある患者になると34.0%に上った"[5]という.やはり救急入院による治療はコスト高だ.

実際,わが国では1998年から14年連続して自殺者が3万人超えた.1998年といえば前年の山一証券の自主廃業に象徴されるように,わが国の金融界がバブル崩壊以降の不良債権処理に苦しんだ年だ.自らの生き残りに走った金融機関が中小企業や個人向けの融資を貸し渋ったことで,多くの人が塗炭の苦しみを味わった.泥沼の経済状況を反映して,1998年の自殺者は前年の24,391人から一挙に8,472人も増えて32,863人に跳ね上がった.

あれから15年.2012年度は3万人を若干下まわったものの依然として米サブプライムローンの混乱を端緒にした金融危機が世界を覆っている.

自殺防止に取り組むNPO法人"ライフリンク"や専門家らの推計によると,この間に自殺で失われた就労世代の賃金額は累計22兆1,200億円を超えるという[6].

動き出した国・自治体のうつ対策

これに対して,2007年の交通事故による死亡者数は約5,700人."交通戦争"とよばれた70年代には約1万7,000人に達していたから,その数は激減したといえる.官民あげたさまざまな取組みが奏功した好例である.

通常,うつ対策は一次,二次,三次予防の3つからなる.ここで,一次予防とは健康増進と疾病の予防を指す.うつ病を早期に発見して治療することは重要であるが,自分がうつ病だということに気づかないまま苦しんでいる人がたくさんいる.かりに気づいたとしても他の人に相談することをためらう人も少なくない.だからこそ,うつ病についての正しい知識の普及・啓発活動や,精神疾患について抵抗なく相談し受診できる地域づくりが必要となる.また,ストレスを軽減してうつ病を予防できるように,心の健康づくりのための積極的な健康教育・教室活動も大切だ.

つぎに,二次予防は早期発見,早期治療によって病気の進行や障害への移行を予防するものである.二次予防活動の中心は抑うつ状態をスクリー

サイドメモ2

復職支援デイケア

働きざかりの現役世代に対しては,リワーク(復職)支援が重要だ.専門医による適切な治療とともに,"復職後のイメージ"を発症者自身がもつこと,さらには専門医が職場環境や職場の求める回復レベルを理解した上で,復職時期を判断することが有効とされる.

そうしたなかで一定の効果を上げているのが,メンタル・デイケアのひとつとして実践されている"復職支援デイケア"である.しかし,需要に比して施設数が極端に少なく,存在自体の社会認知も乏しいため,限定的利用にとどまっているのが現状である.

これは現行の大規模デイケアの診療報酬が,比較的少人数の医療職で対応できる統合失調症デイケア施設を前提として設定されていることによる.そのため,より多くの医療職を必要とする復職支援デイケア施設は,現行の診療報酬700点では必要経費すら賄えないレベルにある.若年者のうつ病急増は日本経済の屋台骨を揺るがすことになりかねないので,収支トントンの損益分岐点を達成すべく可及的速やかに診療報酬の増額が求められる.

その場合,必ず財源確保が難しいとされるので資金が潤沢な労災保険の適用を検討してはどうか.

ニングし，抑うつ状態の可能性を早期に発見して該当者に情報提供することだ．

また，三次予防は病気によって残った障害を最小限にし，その制約のもとで充実した生き方ができるように支援することである（「サイドメモ2」参照）．三次予防では相談，訪問活動を通じた個別ケアが大切になる．また，うつ病にかかっている患者，家族や自殺未遂をした人の家族への支援も重要である．というのは，大うつ病性障害と診断された人の40％が1年後も依然として大うつ病エピソードの診断基準を満たしているからだ．それ以外でも20％の人が何らかの抑うつ状態を呈していたという報告もある[7]．いったん改善しても約60％が再発し，2回うつ病にかかった人では70％，3回かかった人では90％と再発率は高くなるという[8]．

アメリカではうつ病にかかった人で完全に症状が消失する人は2/3，症状が変わらないが，軽くなるだけの人は1/3といわれている．入院経験のあるうつ病の人を15年間追跡調査をしたイギリスやオーストラリアでの研究では，その後一度も再発しなかった人が2割，症状が変わらない人や自殺で命を落とす人が2割，再発を繰り返す人が残りの6割だと報告されている[7]．

● **高齢者は"場づくり"が有効!?**

このようにうつ病は長期に持続する疾患である．早期発見が大切であるだけでなく，長期にわたってのケアが必要な病気でもあり，地域での援助が非常に重要になってくる．ここに，二次，三次予防の有用性が存在するわけだが，数は少ないが，目にみえる成功事例もある．たとえば，新潟県松之山町では，①うつ病のスクリーニング，②専門家による診断面接，③診療所医師による治療と保健師によるケアを10年間実施し，10万人対自殺率が434.6から123.1に減少したという．また，65歳以上の自殺死亡率も319.4から95.1へ急減している．同様に，新潟県の松代町や安塚町，岩手県の浄法寺町，さらには秋田県由利町でも同じような成果が報告されている[8]．

諸外国と比べてわが国の高齢者の自殺率は高いので，高齢者に特化したうつ対策は有用といえるだろう．ちなみに，わが国の65歳以上の高齢者のうつ病の時点有病率（調査時点で診断基準を満たしている人の割合）は0.9％[10]．これが6カ月有病率（過去6カ月間に診断基準を満たした人の割合）になると男性が2.1％，女性が3.7％で，12カ月有病率（過去12カ月間に診断基準を満たした人の割合）は2.3％〜4.8％と報告されている．

実際，3.11の東日本大震災以降，死や自殺を考えている高齢者も少なくない．高齢者自身の抑うつ状態に対する気づきを高めるほか，高齢者が相談・受診しやすい"場づくり"が求められる．

文献

1) 藤村俊雅，大川匡子：高照度光療法．臨床精神医学，35巻増刊号，2006，p.553.
2) 広瀬徹也：病院トップ訪問．集中，Medicon, 2009, p.15.
3) 侯妹：日本の精神科診療報酬は適切か？—精神科入院医療における診療報酬，重症度および人件費の関係．日本社会精神医学会雑誌，**16**(2)：137-148, 2007.
4) Druss, B. G. et al.：*Medical Care*, **49**：599-604, 2011.
5) ロハス・メディカル：救急受け入れルールのガイドライン作成へ議論開始—消防庁・厚労省．(http://lohasmedical.jp/news/2009/06/29165031.php)
6) NPO法人ライフリスク：自殺実態白書2008, 2008.
7) 厚生労働省地域におけるうつ対策検討会：うつ対応マニュアル—保健医療従事者のために，2004.
8) Motohashi, Y. et al.：A decrease in suicide rates in Japanese rural towns after community-based intervention by the health promotion approach. *Suicide Life Threat Behav.*, **37**：593-599, 2007.

*　　*　　*

求められる "救急医療の見える化"
Visualization of emergency care

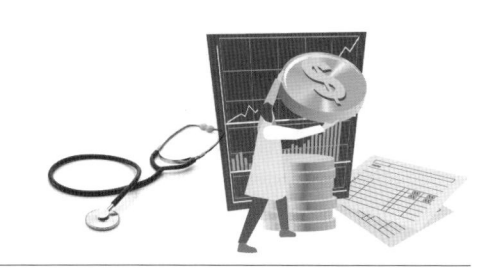

◎不採算部門といわれる救急医療部門を閉鎖する病院が増えているが，こうした現象は諸外国でもみられる．わが国でも救急車をタクシー代わりに利用する，いわゆる"モラル・ハザード（倫理の欠如）"が社会問題化しており，特別料金を徴収する議論もある．しかし，その前に行うべきは救急医療の"見える化"ではないか．実際，救急搬送の情報と医療機関が保有する搬送後の予後情報をリンクさせたところ，11回以上の照会事案は2008年に922件あり，そのうちの462件（50.7%）は23カ所もの救命救急センターを有する東京であることがわかった．また，その転帰の1/3は死亡退院であった．特筆すべきはそのうちの3/4は内因性疾患で，この傾向は2002年度の船橋市救急医療白書と整合性があった．今後は救急医療における時間価値の測定に向け，さらなる詳細なデータの回収が求められる．

Keywords 救急医療，照会回数，内因性疾患，時間価値，心肺停止

　救急医療は不採算部門といわれ，経済的理由から救急告示の看板を返上する病院がみられる．この傾向はアメリカでもみられ，救急診療部を有する病院が1990年の2,446から2009年の1,779と27%も減少していたという[1]．興味深いことにHsiaらの推計によれば，閉鎖確率は株式会社立と利益率の低い病院が高い．さらに，病院間競争が激しい地域にある病院や，低所得地域の病院でも高かった．

　また，わが国では二次〜三次救急病院でも受診患者の多くが軽傷ということで，休日・夜間などの救急で保険外併用療養費の徴収をする病院が増えている．事実，先の2010年度診療報酬改定時にも救命救急センターなどを受診した軽症患者が一定の条件を満たした場合には医療保険の自己負担とは別に，患者から特別な料金を徴収することが検討された．

　その典型例として，①海外旅行なのでいつもの薬を長期処方してほしいといって来院する患者，②虫刺されがかゆいといって来院する患者，③指に刺さった小さなトゲを抜いてほしいといって来院する患者などが列挙された．

　しかし，本当にこうした特別料金を徴収して，いわゆる"モンスター・ペイシェント"は減少するのだろうか．

　ここに興味深い先行研究がある．"ニュージャージー家族健康調査"（2008〜2009年実施）を用いて救急診療部に受診した患者の意識とその行動を調査したものだ[2]．DeLiaらによれば，救急患者の69.3%は，自身の症状が緊急治療を要すると思って受診していたという．しかし，異常を感じてから受診までの期間は即受診（28.7%）から1週間（7.0%）まで，相当バラツキがあった．さらに，もともと健康だった患者は持病を有する患者よりも早く救急外来を受診する傾向があった．救急患者の80.4%はもし同じことが起こったらまた同じ救急外来を受診すると回答したが，この割合は救急外来での待ち時間が長いほど低下したという．

　なお，アメリカにおいても高齢者は若年層に比べて救急受診回数が多く，そのため有害事象を受けることが多い．そこでGruneirらは高齢者の救

急受診に関する一定の文献検索を行った[3]．その結果，高齢者の多くは"不適切な過剰受診"ではないことが判明したという．

幸か不幸か，わが国では特別料金の徴収は"見送り"となったが，救急患者の受入困難事案が社会的に注目されるなかで，一定の課金によって患者行動に変化が起きるかどうかは興味深いところだ．

患者の生死を左右する救急搬送に有効な対策を講じるためには，まず救急医療の時間価値を正確に把握・分析し，問題点を明らかにすることが必要である．しかし，患者の個票データを入手することはわが国ではなかなか難しい．従来は救急医療に関するデータは縦割り行政の典型であった．救急搬送の情報＝総務省消防庁の管轄，医療機関が保有する搬送後の予後の情報＝厚生労働省の管轄で，両者を合わせた分析はかならずしも十分に行われてこなかった．そこで本分野は，総務省消防庁と厚生労働省の協力を得て2009年度に両情報のリンクを試みた．幸い，一定のデータを用いて救急搬送にかかわる各種要因と予後との関係を分析できたので，本章ではその結果を紹介する．

● いかにリンクさせるか

1．データ

まず，分析対象のデータだが，総務省消防庁救急企画室および厚生労働省医政局指導課(以下，同室および同課をあわせて"調査主体"という)による"救急搬送における医療機関の受入状況等実態調査の追跡調査"(以下"追跡調査"という)のデータを用いた．

追跡調査は調査主体が実施した"2008年中の救急搬送における医療機関の受入状況等実態調査"(以下"08年調査"という)の結果を受けたものである．本調査は受入医療機関の選定が困難であった事案について，その背景や疾患などの詳細を把握・分析し，今後の救急医療体制を充実するために行われた[4]．具体的には調査主体から依頼を受けた都道府県消防防災主管部(局)および都道府県衛生主管部(局)が以下の手順で追跡調査を実施した．

まず都道府県消防防災主管部(局)が，08年調査をもとに個票ベースの"重症以上の傷病者の搬送で照会回数が便宜上，11回以上であった事案リスト"を作成した．その内容は，①受入日，②覚知時刻，③現場到着時刻，④現場出発時刻，⑤病院収容時刻(受入時刻)，⑥覚知から収容(受入)までの所要時間，⑦性別，⑧年齢，⑨照会回数，⑩事案の概要(事故概要，発生場所，傷病者の状況・症状・既往歴・かかりつけの有無，搬送の状況など)，⑪受入医療機関名，の都合11項目である．

つぎに同リストをもとに，都道府県衛生主管部(局)が受入医療機関に"医療機関用調査票"を送付し，受入医療機関の協力を得て，①退院時の状況(生存または死亡．死亡には病院収容時にすでに死亡していた事案を含む)，②受入から死亡までの日数(死亡退院の場合)，③病名・死因(退院時診断)，④医療機関名の公表の可否，の4項目を調査した．

ちなみに，08年調査の結果[5]によれば，2008年1月1日から同年12月31日までの救急自動車による総搬送人員は4,666,727人で，うち，重症以上の傷病者搬送事案は530,132人である．当該重症以上の傷病者搬送事案から転院搬送人員117,296人を除いた412,836人のうち，医療機関に対する受入のための照会回数が11回以上の事案は903件である．したがって，この903件が追跡調査の対象事案数と考えられる．

2．コード化

追跡調査データの各種変数のうち，"事案の概要"および"病名・死因"は文字データであった．そこで，両変数を統計解析に適するものとするためコード化した．具体的には，"事案の概要"は，東京都の事案462件において，①発生場所，②事故種別，③受傷形態，④(初診時の)傷病名，の4項目が東京消防庁の独自コードに基づき体系的に記入されていたので，これを利用した．さらに，この462件以外についても極力，同コードを当てはめたが，(初診時の)傷病名についてはこのよう

な当てはめが困難であったため，コード化を断念した．

一方，"病名・死因"は，疾病，傷害および死因の統計分類（International Statistical Classification of Diseases and Related Health Problems 10th Revision：ICD10）にしたがってコード化した．その際，標準病名マスター作業班のホームページ（http://www.dis.h.u-tokyo.ac.jp/byomei/）の"ICD10対応電子カルテ用標準病名マスター，ICD10分類-階層項目検索"（http://www.dis.h.u-tokyo.ac.jp/Scripts/ICD10Categories/search-ICD.asp）を利用した．

なお，コード化した"事案の概要"と"病名・死因"は各都道府県によって記入方法がまちまちだったので，データの質を担保するために日本救急医学会の救急科専門医による精査を受けた．また，複数の"病名・死因"をもつ事案については同救急科専門医が"主たる病名・死因"として1または2の病名・死因に絞り込んだ．

● 分析結果

前述のとおり追跡調査の対象となるべき事案は903件だったが，不思議にも追跡調査で実際に収集された事案数は922件あった．両件数の不一致の原因は未だ特定できていないが，ここでは実際に収集された922件について分析を行った．

退院時の状況は，生存560件，死亡264件，不明98件であり，不明を除く824件における死亡率は32.0%であった．

地域別にみると，922件の全事案は23都道府県にわたっており，その内訳は東京50.7%，埼玉14.3%，奈良5.3%，千葉5.0%，大阪4.8%と続く．

23か所もの救命救急センターがある東京が過半数を占めるとは驚きだが，奈良県の"たらい回し"の多さも人口に比して気になる．記憶に新しいのは2006年8月に発生した事件だ．妊婦が奈良県立医科大学附属病院など19病院から受け入れを断られた後，転送先の国立循環器病センター（大阪府吹田市）で男児を出産したが，8日後に脳内出血で死亡した．その後も2007年8月（かかりつけ医のいない未受診の妊婦の症状が急変し，救急搬送に対して10医療機関が受け入れできず，その後救急搬送中に死産），2009年3月（心肺停止の救急患者の救急搬送に対し6医療機関が受け入れできず，その後，搬送先の東大阪市内の病院で死亡）にも同様の事故が奈良県で発生している．

おそらく照会回数や搬送の所要時間などが，患者の生死にかかわっていると考えられるが，その根拠がない．そこで，救急搬送にかかわる各種要因と退院時の状況（生存/死亡）とのクロス集計（χ^2検定）を行ったところ，次のケースで死亡率が高かった．①70歳代以上（男性の70〜80歳代，女性の90歳代以上），②照会回数が11回および12回，③搬送における現場到着から現場出発までの所要時間が60分未満，④現場出発から病院収容（受入）までが15分未満，⑤発生場所が施設，⑥事故種別が急病と水難事故，⑦受傷形態が急病と窒息，⑧主たる病名・死因（退院時診断）が内因性疾患（循環器系，新生物，脳血管）．

● 考察

救急医療というと，交通事故による骨折・外傷や熱傷をイメージするが，そうした外因性疾患は全体の1/4しかない．

また，照会回数は搬送のプロセスのなかでも現場到着から現場出発までの時間と正の相関があり，これが覚知から病院収容（受入）までの総所要時間に影響を及ぼしていることが推察される．しかし，照会回数，搬送の所要時間と退院時生死との関係をみると，照会回数がもっとも少ない11回と12回の事案で死亡率が高かった．また，現場到着から現場出発，現場出発から病院収容（受入）までの時間が短いほうが死亡率が高かった．国の調査設計のミスで照会回数が0〜10回までの個票が入手不能だったので，さらなる考察は困難だが，これらの結果は直感に反する．

そこで主たる病名・死因に着目すると，内因性疾患の事案は外因性疾患の事案よりも死亡率が高

かったが，現場到着から病院収容(受入)，覚知から病院収容(受入)までの時間は短かった．類推の域を出ないが，内因性疾患が疑われる事案には，救急隊や医療施設のほか関係機関の協力によって搬送時間短縮の努力がなされているが，疾患の特性上どうしても死亡率が高くなるのかもしれない．その結果，みかけ上，所要時間が短いほうが死亡率が高くなっている可能性がある．

いずれにしても，このような問題を解明するためには関連する諸要因を丹念に洗い出し，より厳密な解析が求められる．

わが国の救急医療は出動件数が増加の一途をたどるなかで，搬送時間の短縮と救命率の向上を求められるというジレンマに直面している．しかし，搬送時間を1分間短くすれば，救急医療の質，すなわち救命率をどのくらい改善できるかという先行研究は少ない．そこで今回，船橋市医師会の協力を得て救急医療のデータが入手できたので，その分析結果を紹介する．

求められる救急医療の可視化

まず，使用したのは2002年4月1日～2003年3月31日までの1年間に船橋市消防局救急隊により搬送された傷病者21,853件のデータ(うち内因性は64.0%)だ．このうち2週間後，予後調査票が回収された症例データ(20,404件，回収率93.4%)をもとに，搬送時間(119番に電話が入ってから救急隊が患者を病院に運び終えるまでの時間)と転帰との関係を調べた．具体的には心疾患＋脳疾患(以下，"全体"とよぶ)，脳疾患，心疾患，急性心筋梗塞(AMI)の各群を調査対象とした．ここで，転帰とは当該患者が生存したか死亡したかということである．つぎの3種類の転帰データが入手できた．

外来死亡：搬送したものの，外来ですでに死亡．
2w死亡：外来で生存して入院したが，入院2週間内に死亡．
3m死亡：入院2週間までは生存していたが，3カ月後の予後調査では死亡(脳卒中とAMIのみ調査)．

肝心の分析結果だが，救急医療の時間価値，すなわち1分間だけ搬送時間が延長したときに死亡率が何倍になるかを求めたところ，外来死亡の"全体"では1.044倍，AMIでは1.076倍になった．これは，たとえば基準となる死亡率が10%であれば，搬送時間が1分間短くなると，"全体"では死亡率が0.4%ポイント，AMIでは0.8%ポイント改善することを意味する．これがいわば救急医療の1分間の時間価値である．10分短縮できれば，時間価値はこの10倍となり，相当なインパクトである．

ただし，重症な患者は搬送時間が長くなり，救命率に影響するという効果も含んでいる．そこで，つぎに，重症度を考慮にいれた多重回帰分析を行った．ここで考慮したリスク・ファクターは，①年齢，②疾患種類(心疾患か脳疾患か)，③現場における意識状態，④心肺停止の有無，⑤発症場所が公衆出入り場所などかどうか，の5つである．

外来死亡については搬送時間にかかわる係数の大きさが半分程度になったが，依然として有意に死亡率に影響を与えている(脳疾患は除く)．外来死亡に対しては搬送の時間価値は大きいといえる．なお，意識状態や心肺停止の有無も外来死亡に有意な影響を与えている．

一方，2w死亡率については搬送時間はあまり関係なく，他のリスク・ファクターが重要のようだ．リスク・ファクターとしては意識状態が重要で，心肺停止は有意でなかった．現場で心肺停止していても，なんとか病院までたどり着ければ，その後の予後には影響しないようである．

さらに，心肺蘇生や除細動などを現場でやることによりどの程度救命率が上がるかを調べようとしたが，むしろ死亡率を押し上げるという結果になった．これはリスクの高い患者に現場処置を実施することによるものだ．実際，心肺蘇生や除細動は心肺停止と非常に高い相関をもっている(決定係数＝0.8)．

このように，いまだ解明されていない部分の多い救急医療だが，超高齢社会を踏まえて救急搬送

件数が増え続けるわが国において，救急医療の"見える化"は喫緊のテーマといえよう．

● 依然としてブラックボックス

なお，こうした救急患者の個票は船橋市のほかに，長崎市にも存する．両市を比較検討すると，たしかに長崎は循環器疾患は多いが，死亡率は約3倍と突出して高い．最新の「長崎救急医療白書2005」をみても急性心筋梗塞は1週間目の転帰不明症例8名を除いた277名中，外来/入院死亡はそれぞれ32/15名で，死亡率は17.0%と依然として船橋市(2012年は13.7%)よりも3ポイントも高い．

しかし，長崎全県でみると平均死亡率は26.0%なので，長崎市はましなほうだ．どうして狭い日本でこんなに差があるのだろう．実は「船橋救急医療白書2002」を読んでもよくわからない．次のような記述があるだけだ．

"総数およびAMI(急性心筋梗塞)，Ap(狭心症)は船橋において少なく，Ao(大動脈解離含む大動脈疾患)，CHF(慢性心不全)は船橋のほうが多い．また，死亡率は長崎が顕著に高い．単年度比較のため，理由ははっきりしないが，船橋のほうがベッドタウン化し，年齢構成が若いためだろうか．医療のレベルアップのためだろうか．一方，Ao，CHFは船橋において多く，また死亡率は全体に船橋のほうが低い．これらのことは1998年と2002年の循環器疾患に対する治療方針が確立し，定着したためだろうか．"

つまり医療のプロをしても何もわからないのである．ここで気になるのは，船橋市のドクター・カーは現場で蘇生できなかった心肺停止患者を搬送しないということだ．したがって，急性心筋梗塞の死亡率は大幅に過少評価されているおそれがある．他方，長崎市は県庁所在地で唯一救命救急センターが未整備の都市だったが，こんなことを市民は知る由もない．依然として，わが国の救急医療は"ブラックボックス"なのである．

文献/URL

1) Hsia, R. Y. et al.：Factors associated with closures of emergency departments in the United States. *JAMA*, **305**(19)：1978-1985, 2011.
2) DeLia, D. et al.：Patient preference for emergency care：Can and should it be changed? *Med. Care Res. Rev.*, **69**(3)：277-293, 2012.
3) Gruneir, A. et al.：Emergency department use by older adults：A literature review on trends, appropriateness, and consequences of unmet health care need. *Med. Care Res. Rev.*, **68**(2)：131-155, 2011.
4) 総務省消防庁救急企画室長，厚生労働省医政局指導課長：救急搬送における医療機関の受入状況等実態調査の追跡調査の実施について(依頼)．消防救第90号，医政指発第0420003号，平成21年4月20日．
5) 消防庁：平成20年中の救急搬送における医療機関の受入状況等実態調査の結果．平成21年3月19日．(http://www.fdma.go.jp/neuter/topics/houdou/2103/210319-2houdou.pdf)

* * *

"見える化" 医療経済学入門　　　　　　　　　　　　　　　第16章

地域包括ケアは連携か"範囲の経済"か
Balance in community of care：
economics of organizing input from multiple resources

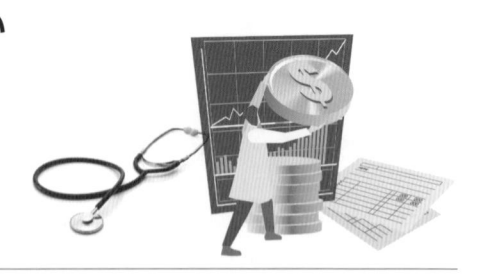

◎2012年診療・介護報酬同時改定からみえる今後の厚生行政の流れは，①医療機関の機能の明確化，②医療機関と在宅・介護施設との連携強化，にある．そこで社会保障・税の一体改革において消費税率を段階的に10％に引き上げることが決まったが，ここで留意すべきは社会保障制度改革推進法案にある次の文言．"医療のあり方については個人の尊厳が重んぜられ，患者の意思がより尊重されるよう必要な見直しを行い，とくに人生の最終段階を穏やかにすごすことができる環境を整備する"という．これは"末期の水"をどこで取るかが，超高齢社会を迎えるわが国で最重要課題となることを示唆するものである．その成否は，リハビリテーションや訪問看護ステーションにおける医療・介護保険の連携，さらには歯科・保険薬局との連携にかかっているが，効率化の観点からは"範囲の経済"の模索も重要となる．そしていわゆる"ピンピンコロリ"を推進するためには，欧米諸国で一般的な"医療の事前指定書（Advance Directive）"の導入も望まれる．

Keywords　　診療・介護報酬同時改定，在宅シフト，急性期・回帰期・維持期，リハビリテーション，範囲の経済

第15章では，救急医療をテーマに救急搬送の情報と搬送後の予後の情報をリンクさせると，一定の見える化が可能になることを述べた．しかし，救急医療で命拾いしても患者に障害が残れば，生活の質は低下する．

そこで2012年度診療報酬改定は1,500億円を"医療と介護との機能分化や円滑な連携，在宅医療の充実"に費やした．2014年度改定もこの流れを踏襲して"地域包括ケアシステム"を実現すべく，歯科や調剤薬局との連携にも重点をおいている．

まさに社会保障・税の一体改革で示したグランドデザインの実現に向けた改定だが，はたして，これで施設から在宅医療へのシフトは生まれるのだろうか．

● アメリカのメディカルホームにみる先行事例

そうしたなかで興味深いのは，アメリカでいまはやっているメディカルホームに関する研究である．

そもそも患者主導のメディカルホームは医療提供面での重要な革新であり，その先行研究はわが国でも参考になる．たとえば，Hoffらはメディカルホームがはじめて定義された2007～2010年にかけて発表された論文を検索した[1]．その結果，全体的にメディカルホームの提供と医療の質の改善には一定の関連があることがわかった．さらに，メディカルホームを活用すれば救急医療の利用率の減少につながることも示唆された．しかし，メディカルホームと医療費との関連を検討した論文は5つあったが，結果はバラバラであった．

バラバラといえば，国によって「死に場所」のバラツキも大きい．Broadらによれば，病院死の割合は日本の78％から中国の20％まで58ポイントもの差があるという．これはMedLineなどの各種データベースや各国の公式統計ウェブサイトなどから公刊または入手可能な2001～2010年の死亡場所データを収集し，横断的国際比較を行ったものである[2]．36の国と地域から1,600万人分の死亡場所についてのデータが得られたが，病院死

亡割合の中央値は54％であった．

他方，老人入所施設での死亡割合の中央値は18％で，この割合は死亡年齢が上がるほど高く，女性は男性より40ポイント高かったという．

おそらく洋を問わずいわゆる"ピンピンコロリ"をベストと考えているだろうが，そのためには医療と介護の有機的連携が求められる．

● リハビリにみる医療・介護の連携！？

そこで不可欠なのが，リハビリテーションだ．診療報酬と介護報酬との同時改定となった2012年度も，両保険のサービスを受けるうえで齟齬が生じないよう対応をはかったとされる．たとえば，医療保険から介護保険のリハビリへの円滑な移行を促すため，介護保険への移行後に医療保険の疾患別リハビリを受けられる期間が現在の1月間から2月間に延長された．

その一方で維持期リハビリは適正化を行った．急性期・回復期＝医療保険，維持期＝介護保険という役割分担を徹底していくためだ．

さらに，2014年度改定では回復期リハ病棟の施設要件に在宅復帰率が加わった．

これまで順風満帆できたリハビリにとってはかならずしも良好な改定ではなかったが，こうした政策の背景には超高齢社会に向けて急性期から在宅，介護まで切れ目のない包括的なサービスを提供するという意図がある．しかし，これは表向きの理由で，本音は公的医療費の節約ではないか．はたして経済誘導は功を奏すのだろうか．

● 大腿骨頸部骨折治療にみる実証研究

欧米においても在院日数短縮を狙った在宅シフトは喫緊の課題である．とくにアメリカではDRG/PPS(Diagnosis Related Group/Prospective Payment System，診断群別定額払い方式）導入後，その傾向はいっそう強まったとされる．Fitzgeraldらによると，米中西部のある病院でDRG導入前後計6年間(1981-1986)の大腿骨骨折の入院患者について調査したところ，入院日数が21.9日から12.6日と激減したという[3]．その一方で，入院中の理学療法の回数は7.6回から6.3回と減少し，歩行可能距離で計測した機能回復度も27mから11mと6割も減った．こうした事例からアメリカでは"sicker and quicker"（患者は回復しないうちに退院させられているのではないか）ということが危惧されている．

わが国でも高齢化の進展に伴い大腿骨骨折の患者が増加しており，市村・石井[4]によると"大腿骨近位部骨折治療の目的のひとつは歩行能再獲得である"とされる．しかし，大腿骨に関する費用効果分析[5-7]では早期退院を最善のアウトカムとしているため，完治して退院させることは次善の問題となっている．

そこで，本分野では歩行能力に関する治療成果を最重要のアウトカムとして在院日数との関係を実証的に検討した．さらに，よりよい治療成果を得るために，在院日数以外にリハビリを含めてどのような因子が治療成果に影響を及ぼすのかも検討したので，そこで得た知見を紹介する．

● 主たる知見

都合3年間にわたる本研究では，初年度にまずこの4病院から回収した114例について一定の統計分析を行った．具体的には歩行能力に関して4つのランクの歩行レベル［4＝独歩50m以上（杖歩行可），3＝独歩50m以下，2＝何らかの介助歩行，1＝歩行不可能］を設定し，順序プロビット・モデルを応用した統計分析を行った．その結果，在院日数，術後在院日数，レセプト総点数，手術点数について病院間の差異が認められた（$p<0.01$）．

さらにリハビリ試行日数についても，施設間が有意差が認められた（$p<0.05$）．在院日数の延長は歩行能力を改善するが，その影響の大きさは，認知症や術後感染症の有無などの状態に依存することもわかった（表1）．しかし，在院日数を大幅に延長しても顕著な歩行能力の回復は認められな

かった．一方，医療費に関しては手術点数と治療成果に関連性はみられなかった．つまり手術点数の大半を占める人工骨頭は高価なものだが，治療成果はかならずしも高まるわけではないのである．ただし，セメントの使用は治療効果を高めることが認められた．

続く2002年度は調査対象を9病院に拡大し，2002年6月から2003年1月までに，大腿骨頸部骨折で観血的修復術を施行した患者321例に対しプロスペクティブ（前向き）調査を行った．より具体的には当該9病院を，①特定の退院先をもたない自己完結型病院，②回復期リハビリ病院および療養病棟をもつ多機能複合型病院，③病病連携型病院，の都合3つに分けてその費用対効果を分析した．

その結果，参加した9病院について患者の歩行能力をエンドポイントとしてそれに要した在院日数（中央値）を調べたところ，自己完結型が42.5日であるのに対して病病連携型は94.5日と2倍以上の差があることがわかった．

そこで在院日数に影響する因子を調べたところ，①褥瘡，②合併症，③受傷前の歩行レベル，④受傷前の居住場所（施設にいないこと），⑤リハビリの開始時期，の5つが統計的に関係していることがわかった．さらに，2001年度から継続して調査している4病院について（受傷前外出歩行可能な群にて）アウトカムの比較を行ったところ，在院日数の中央値は45.5日から39.5日と6日短縮した（$p<0.05$）．とくに在院日数が長い病院ほど短縮化傾向は著しく，一定の"学習効果"がみられた．

しかし，アウトカムはむしろ悪化しており，自宅退院率は63.2%から54.5%に，外出歩行可能者も68.2%から44.0%にそれぞれ低下した．これは医療機関連携よりも"範囲の経済"を追求，すなわち保健・医療・介護の複合体（グループ化）を促進したほうがコスト・パフォーマンスが高いことを示唆するものである．

そして最終年度たる2003年度は日本および米・英の大腿骨頸部骨折に関する先駆的急性期病院をそれぞれ1施設選定した．具体的には診療報酬明細書，クリニカルパスなどに関するデータを収集し，3か国間の治療プロセスおよびコストの差を詳細に比較・検討した．また，わが国の大腿骨頸部骨折治療のエキスパート13名にデルファイ法を用いて理想的な治療プロセスを構築してもらい，実際，当該エキスパートが行っている治療プロセスと比較・検討した．

その結果，日，米，英の在院日数はそれぞれ53.4日，6.6日，14.3日と大きな隔たりがあることが判明した．この差を生む要因はつぎの4つが考えられる．まず第1は，わが国では抜糸，膀胱留置カテーテル，創部のドレーン挿入，の3つの処置を全患者に施行しているが，米英の場合では当該処置は存在しない．第2は，受傷から入院，入院から手術までにかかる時間は米英はいずれも24時間内ですむが，わが国ではそれぞれ平均6.3日，10.5日もかかる．第3は，術後対応にわが国は全荷重歩行まで平均13.6日もかかるのに対して英米は効率的だ．ちなみに英は術後48時間内全ADL実行がケアプランに定められており，米は術後24時間のうち，部分荷重が原則とされている．第4は，退院計画の立案にわが国は16.4日もかかるが，米英では3日以内ですむ．

実際，わが国のエキスパートに治療プロセスを再構築してもらったところ，退院指示を出す日は

表1 順序プロビット・モデルの分析結果

被説明変数	ケース1 歩行レベル回復度		ケース2 退院時歩行レベル	
	係数	p値	係数	p値
病院ダミー	—	有意差なし	—	有意差なし
性別	—	有意差なし	—	有意差なし
年齢	—	有意差なし	—	有意差なし
認知症有り	負	$p<0.05$	負	$p<0.05$
入院時歩行レベル	負	$p<0.001$	負	$p<0.001$
骨折経験有り	—	有意差なし	—	有意差なし
在院日数	**正**	**$p<0.001$**	**正**	**$p<0.001$**
(在院日数)^2	負	$p<0.001$	負	$p<0.001$
術後感染症	負	$p<0.001$	負	$p<0.001$
退院先	負	$p<0.001$	負	$p<0.001$
セメント使用	—	有意差なし	正	$p<0.05$
手術料	—	有意差なし	—	有意差なし

現行の"14日〜56日"から"5〜21日"に，退院日も現行の"7〜80日"から"7〜28日"にそれぞれ短縮できることがわかった．また，人工骨頭置換術に関しては，部分荷重が"1〜5日"へ，全荷重が"1〜7日"に短縮できることも判明した．懸案のリハビリについては"入院日〜術後7日"に短縮できることがわかった．その結果，リハビリは"入院日〜術後7日"から"入院日〜術後3日"にモデル化された．最終的にわが国でこうした医療の標準化が進めば，在院日数は短縮され，医療費の削減効果約240〜425億円と推測された．

● 経営改善したのか訪問看護ST

この他，2012年度診療報酬改定で鎮痛療法や化学療法を行っている入院外のがん患者に対しては，専門性の高い看護師と訪問看護ステーションの看護師が同一日に訪問することを期待して一定の点数が新設された．

さらに，"訪問看護の充実"では訪問看護の回数や対象の制限を緩和するほか，看護補助者との同行訪問を評価するなど増加するニーズに応える措置もなされた．

それではこうした改定は訪問看護ステーションの経営状況に貢献したのだろうか．答えはイエスである．

全国訪問看護事業協会が3,692か所の会員訪問看護ステーション（回答率＝45.7％）を対象に行った"2012年度診療・介護報酬改定による経営への影響調査"結果によれば，"収入が増加したステーションは約5割，変化なしが約3割，減収になったのは15％のみだった"という．

これに対して，2012年度介護報酬改定の目玉だった定期巡回・随時対応型訪問介護看護の普及はかんばしくない．2013年5月に行ったFAX調査に回答した2,096の訪問看護ステーションのうち，"実施している"事業者は5.5％しかない．

となると，ここでも親法人のバックアップが期待できる"範囲の経済"に依拠するしかなく，"在宅シフト"は前途多難といわざるをえない．厚生労働省の調査によれば，2013年3月末時点で同事業を実施している保険者数は120と想定の189を大きく下まわったという．また，1日当りの利用者数も64人を想定していたが，20.8人にとどまった．

● "口から食べたい"を支える歯科医師との連携

こうなると地域包括ケア在宅医療チームの醸成には，他の職種の応援も欠かせない．実際，2012年度改定では"在宅歯科・在宅薬剤管理"として歯科訪問診療を引き上げる（830点→850点）とともに在宅患者への調剤の加算を新設（在宅患者調剤加算，15点・処方せん1回につき）した．

無菌調剤に関する施設基準は専用の部屋（5平方メートル以上）の要件を削除し，薬局の負担を軽減した．ちなみに国の調査では，普段飲む医薬品を受け取る方法としてもっとも多かったのが"家族が薬局に取りに行く"の33.9％で，"薬局薬剤師が届けてくれる"が26.5％を上まわっている．薬局薬剤師が薬を届ける頻度は"1カ月に2〜3度"が56.3％でもっとも多かった．

実は歯科分野では2008年度の診療報酬改定で"在宅療養支援歯科診療所"が新設されている．これは"在宅または社会福祉施設などにおける療養を歯科医療面から支援する歯科診療所の整備をはかる"ことを目的としたものだ．

実際，一般内科医が中心の在宅療養において脳血管障害患者では発症直後は経管栄養が必要であるが，時間経過とともに経口摂取再開が可能になるという．しかし，神経難病患者や高齢者では徐々に経口摂取が困難になり，誤嚥しているが，経口摂取を継続している場合もある．こうしたケースでは喉頭内視鏡（ファイバー）を使用した検査画像を本人・家族に提示し，食物形態の変更や経口摂取の開始・中止が勧められるが，いずれの場合も検査時間が一時間を超えることが多い．しかし，ただでさえ不足する医師が通常の訪問診療業務内へ組み込むことは困難で，診療時間後に別枠を設けるにしてもその経済的負担は大きい．

他方，歯科訪問診療では医科と異なり在宅時医学総合管理料が算定できないため，検査・診療が長時間にわたる場合にはコスト割れし，経営的に大きな負担になると考えられる．そのため喉頭内視鏡による嚥下機能評価の研修を受ける医師・歯科医師は少なくないが，実施件数はなかなか増えないのが現状だ．

　そこで本分野では"NPO法人・摂食介護支援プロジェクト"（Dysphagia Support and Health Care Project：DHP）(http://npo-dhp.org/)の指導の下，医療法人拓海会神経内科クリニックとの取組みを通じて歯科医師と医師が連携して専門的な口腔機能評価や嚥下機能評価を行ったときの医療費削減効果を算出した．

　その結果，脳血管障害を基礎疾患とし，経管栄養を実施している患者は約6万人から186万人に達すると推計された．そのうちの8.3％が離脱可能と仮定すると，喉頭ファイバーを用いた嚥下機能評価や歯科衛生士による嚥下訓練にかかわるコストを控除しても年間26億〜1,340億円の医療費が削減可能なこともわかった．

　しかし，その一方で医師・歯科医師連携の新モデル構築には一定のコストがかかる．喉頭ファイバーによる嚥下評価を実施する歯科医師の養成や嚥下訓練を実施する歯科衛生士の育成にかかる費用である．そこで提案だが，医師・歯科医師との連携で浮いた医療費を新モデル構築に向けたインフラ整備の財源に活用してはどうだろうか．

文献

1) Hoff, T. et al.：The patient-centered medical home：A review of recent research. *Med. Care Res. Rev.*, **69**(6)：619-644, 2012.
2) Broad, J. B. et al.：Where do people die? An international comparison of the percentage of deaths occurring in hospital and residential aged care settings in 45 populations, using published and available statistics. *Int. J. Public Health*, **58**(2)：257-267, 2013.
3) Fitzgerald, J. F. et al.：The care of elderly patients with hip fracture. Changes since implementation of the prospective payment system. *N. Engl. J. Med.*, **319**：1392-1397, 1988.
4) 市川和徳，石井佐宏：高齢者大腿骨近位部骨折の退院時歩行能力に影響を与える因子―ロジスティック回帰分析を用いた解析．整形外科, **52**：1340-1342, 2001.
5) van Balen, R. et al.：Early discharge of hip fracture patients from hospital：transfer of costs from hospital to nursing home. *Acta Orthopaedica Scandinavica*, **73**(5)：491-495, 2002.
6) Stromberg, L. et al.：Prospective payment systems and hip fracture treatment costs. *Acta Orthopaedica Scandinavica*, **68**(1)：6-12, 1997.
7) de Laet, C. E. et al.：Cost due to osteoporosis-induced fractures in The Netherlands：possibilities for cost control. *Ned. Tijdschr. Geneeskd.*, **140**(33)：1684-1688, 1996.

* * *

医療格差の現状と課題
The issue of disparity in healthcare

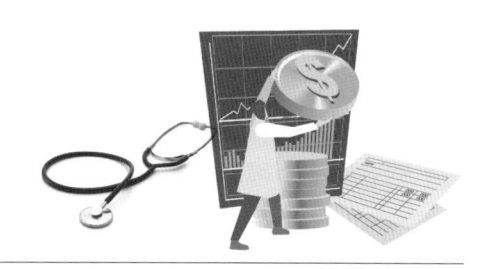

◎わが国の医療は保険者によって保険料の徴収方法が異なるほか，地方によって医師数のバラツキも大きい．たとえば，徳島県の人口10万人当り医師数は283人と京都，東京に続く第3位だが，糖尿病の患者数も全国2位となっている．"供給が需要をつくるか"どうかはまだ仮説段階だが，諸外国の医療格差はもっとすさまじい．たとえば，中国では改革後，一部負担の導入が糖尿病患者の受診行動の開始を遅らせ，患者の重症化が進んだが，同時に包括支払方式が導入されたことによって一人当り糖尿病入院医療費は名目上減少したという．また，国民皆保険が未発達な中国において保険加入の有無において急性心筋梗塞治療に関する在院日数，医療費，院内死亡率の有無を調べたところ，一定の有意差があることがわかった．さらに，帝王切開率がすこぶる高い中国において医学的適応のない比率が38％もあり，みかけ上は低料金だが，妊産婦の重症度を調査すると，かえって割高で，医療資源を浪費していることが示唆された．しかし，国民皆保険制度も万全ではなく，タイでは"30バーツ政策"を導入してもその効果は空しく歯科医療については不平等・不公平は温存されているという．そこで最近，最貧国で活用されているのが少額医療保険制度である．これはマイクロ・クレジット（少額融資制度）から派生したもので，今流行のソーシャルビジネスのひとつである．こうした開発経済学の応用がどこまで医療の格差の解消に貢献できるか，今後の発展が期待される．

Keywords 医療格差，価格透明化政策，不公平，国民皆保険，少額医療保険

● 保険者による格差

わが国では格差が社会問題になっているが，医療も例外ではない．

まず，1961年にできた国民皆保険制度だが，職業によって入る保険も違う．そのため，同じ所得であっても保険料も異なるのだ．たしかに1986年からは，短期滞在者を除き日本在住の外国人にも保険への加入が認められたが，依然として平等とはいい難い現状にある．

中小企業で働くサラリーマンが加入している政管健保も以前は年収の8.2％で全国一律だったが，2008年10月からは協会けんぽに変わり，2008年度からスタートした後期高齢者医療制度と同様，都道府県ごとに保険料率は違う．また，大企業なども組合健保も企業の業績によってずいぶんバラツキがある．

しかし，一番保険料率のバラツキが大きいのは自営業者の加入している市区町村国保である．所得に対し何％の保険料を徴収するかは市区町村ごとに決められており，そこから大きな格差が生まれる．しかも算定方式も市区町村によって異なり，①所得によって異なる"所得割"と世帯の人数によって異なる"均等割"の2つの合計で保険料を出す"二方式"，②これに一世帯当りの加算額"平等割"を加えた"三方式"，③さらに，土地や家屋，営業用の店舗など資産によって変わる"資産割"をプラスした"四方式"，と3種類の算定方式がある．

最高の保険料（税）は北海道猿払村の15.9万円で，最低は沖縄県伊平屋村の約3.7万円．2004年

の参議院選では"一票"の格差(5.13倍)をめぐって憲法論争にまで発展したが,わが国の社会保険料も4.2倍もの格差がある.

● 機会の不平等!?

一方,受療機会の格差も無視できないレベルに達している.

医師を常勤・非常勤に分けてその地域別分布をみると,わが国の医療界の脆弱性に驚く.人口10万人にあたり医師は219人存在するが,常勤医だけで厚生労働省が定めた必要医師数をきちんと確保している病院は35.5%にすぎない.さらに,非常勤医師を加えても83.5%で,標準に達していない病院が2割もある.医師数が比較的多い大阪でも医療法の導守率は96.2%で100%に届かず,もっとも低い青森に至っては43.4%.つまり同じ日本人でありながら生まれた地域によって受療機会に大きな格差があるのだ.

もっとも,医師がたくさんいればよいという話でもない.徳島県の人口10万人当り医師数は283人と京都,東京に次いで第3位だが,糖尿病の患者数は香川県に続く第二位.

都道府県別の人口10万人当りの糖尿病による1日の外来受診者数は香川が最多の288人で,最少の沖縄の99人の3倍に上ることが厚生労働省の09年地域保健医療基礎統計調査でわかった.また,糖尿病による都道府県男女の死亡率をみてみると男性の1位は青森,女性は徳島となっている.

受診者が多いのは地方圏にめだつ.これらの自治体では公共交通機関が発達していないため,近距離の移動にも自動車を使うことが多いなど,運動不足になりやすいことが糖尿病を誘発させる一因なのだろうか.

糖尿病患者が多いから医師も多いのか,はたまた医師が多いから患者数も増えるのか,医師誘発需要仮説は医療経済学の永遠のテーマだ.いずれにしても生活習慣病の代表格とされる糖尿病の医療費が約1.2兆円にも及んでいることを考えると,第4章で述べた国の"メタボ対策"と合わせて「医療の価値」が問われるだろう.

● 中国の医療格差

しかし,日本の格差は世界的にみるとまだましなほうだ.人口規模がわが国の10倍を有する中国の格差は尋常ではない(「サイドメモ」参照).

1. 改革前後の比較

中国からの国費留学生の孟開(現在,首都医科大学講師)によれば,改革後にHbA1cと糖尿病性腎症が増加したという[2].これは一部負担の導入

サイドメモ

中国国内の経済格差

"ひとりっ子政策"の余波か,中国の成長に陰りがみえはじめた.

そこで2012年11月に開かれた中国共産党の第18回党大会で,胡錦濤総書記(当時)は2020年までに国内総生産(GDP)と都市・農村住民1人当りの収入を2010年に比べ倍増させるという目標を掲げた.これはさしずめ中国版"国民所得倍増計画"だ.日本では池田内閣のもとで所得倍増計画が打ち出されたのが1960年.その後,東京オリンピックを迎え,"昭和40年不況"に直面する.

この流れは2008年に北京オリンピックを経験した中国も同じだ.最近は労働力の不足や賃金の上昇が話題となっている一方で,高い失業率が政治問題化している.

実際,中国の西南財政大学(四川省)の調査によると,1に近いほど所得格差が大きい"ジニ係数"が,中国では2010年時点で0.61となっているという.警戒ラインとされる0.4,さらには社会不安につながる危険ラインとされる0.6も突破.中国各地で地元政府に対する暴動が頻発する状況を裏づけた格好だ.

農村部のジニ係数は0.60で,都市部は0.56.沿海部が0.59で,内陸部が0.55.都市部より農村部,内陸部より沿海部のほうが所得格差が大きかった.所得は社会保険・年金の受給状況や学歴に左右され,71%の貧困家庭が政府の補助を受けていないことも明らかになった.

による患者重症度の変化と包括支払方式の導入に伴う治療内容の変化に着目し，改革前後の糖尿病入院患者1人当り入院医療費の変化を分析したものである．

さらに一部負担の導入が患者の受診行動の開始を遅らせ，患者を重症化させたこともわかった．他方，インスリン治療法の減少，在院日数の短縮，薬剤費比率の低下は包括支払い方式の下で医療提供サイドに医療原価削減の誘引が過度に働き，病院・医師の過剰な医療費抑制行動を招来した．つまり，改革によって1人当り糖尿病入院医療費を減少させたように見えるが，その代償として医療の質が低下していることが推論されたのだ．

2．保険加入の有無の比較

同様に本分野の国費留学生の于保栄（現在，対外経済貿易大学教授）は，中国の政府管掌保険および各種の非政府管掌保険加入者と無保険者によって選択される治療法や治療成績に格差があるかどうかを検討した[3]．いわゆる逆選択が起こりにくい急性心筋梗塞を対象として，保険への加入が在院日数，医療費，院内死亡率に対する有意な要因であるか否かを分析した．

その結果，無保険者と政府保険加入者，非政府保険加入者との間で，①入院時併存疾患，②心臓病の危険因子，③臨床検査所見，④患者重症度，⑤心電図所見，⑥治療法について一定の有意な差が存在することが明らかとなった．より具体的には無保険者は保険加入者より医療資源の消費量が少なく，各種検査や薬物療法，インターベンション，手術の施行率が低かった．さらに，病院特性および患者特性を交絡因子としてコントロールしても無保険者は保険加入者よりも有意に平均在院日数が短いため，医療費が低く，院内死亡率はむしろ高いことがわかった．

3．高い帝王切開率にみる"市場の失敗"

このほか，国費留学生の謝紅（現在，北京大学看護学部の准教授）の研究も興味深い．医療界にも市場原理が導入された中国で，政府からの補助金を削減された病院は過剰診療を行って増収をはかり，国民医療費はかえって高騰したことを実証したのだ[4]．

そもそも中国都市部では帝王切開率が約40〜50％と非常に高いとされる．その原因は帝王切開を選好する文化的背景に加えて，病院の増収目的による医学的適応のない帝王切開が多く行われるためといわれている．実際，中国では分娩医療費も急速に上昇している．そこで中央政府はいわゆる"価格透明化政策"を導入した．これは各病院に疾患別の入院料金の公表を義務づけ，患者に低料金の病院を選択させることで病院間の競争を促し，病院のコスト削減，ひいては国民医療費の削減をめざしたものだ．ポイントはこのような政策が帝王切開と経膣分娩との選択にどのような影響を与えたかである．

北京の都合3病院から分娩に関する680症例を収集し，多項ロジスティック回帰分析という手法で分娩方式の選択に関与する要因を調べた．また，共分散分析で分娩方式間，および調査対象3病院間における入院料金の比較検定を行った．その結果，つぎの3つの知見を得た．

① 全帝王切開に占める医学的適応のない帝王切開率は37.7％であり，医学的適応のある帝王切開と比較して無視できないほど高かった．

② 医学的適応のない帝王切開の選択には，需要側，すなわち妊産婦側の出産回数，年齢および体重増加量という身体的要因のほか，都市部在住という妊産婦の社会的要因が有意に関与していた．

③ そこで妊産婦の身体的要因をコントロールしたところ，医学的適応のない帝王切開は経膣分娩はもとより医学的適応のある分娩と比較しても有意に入院料金が高く，医療資源を浪費していることが示唆された．

これは皮肉にも病院間のコスト競争を通して医療費を適正化しようとする"価格透明化政策"の意図とは真逆の結果である．

そこで2009年に国民皆保険制度を導入した中国だが，当面は，習近平現政権が所得の配分，さらには格差拡大と官の腐敗をいかに正すかが政治課題となるだろう．

● タイの皆保険は平等かつ公平か

しかしながら，国民皆保険を導入すれば一件落着というわけでもないようだ．タイの"30バーツ"ポリシーに関する政策評価を紹介しよう．

そもそもタイでは2002年にタクシン政権下で従来からの，①公務員医療給付，②（民間企業に働く被用者が対象の）社会保障に加え，③自営業者や農民を対象に国民医療保障が創設された．わずか30バーツ（約100円）の自己負担で貧乏人も一定の医療が受けられるという政策だ．いわば"タイ版国民皆保険"制度の誕生だが，医科では平等・公平性がある程度担保されたが，歯科ではかならずしもそうなっていないという．

これは本分野の国費留学生のTewarit Somkotra（現在，チュラコン大学歯学部の講師）がタイの代表的な官庁統計調査である健康福祉調査および社会経済調査を使って分析したものだ[5]．

データは2006年の15歳以上，32,748人分の個票を使用した．ここで問題にしたのは公平の概念である．異なるニードに対する相応の適切な治療を意味する"垂直的公平"ではなく，社会経済的状況に左右されない公平な健康の観点に立った"水平的公平"を分析対象とした．水平的公平とは貧富の差なく"同じニードには同じ治療"を提供することを意味する．

ここでは都合3つの分析を行った．まず，第1は世帯の経済力による歯科受診確率の相違（不平等），およびニードを調整した歯科受診確率の相違（不公平）の定量評価．それぞれ集中度指数（concentration index：CI）および水平的公平指数（horizontal inequity index：HI）という経済学で多用される指数を算出した．つぎに，不平等の原因を明確にするため，歯科受診の決定要因をつぎの4つに分解した．4要因とは，①各世帯の所得水準，②ニード要因（口腔の主観的健康感，人口学的要因），③非ニード要因（職業，学歴，医療保険の種類，地理的要因，婚姻歴），④その他である．そして第3は自己負担額の決定要因を同定するため，2段階モデルという手法を使って一定の推定を行った．本研究から得られたおもな知見はつぎの3つだ．

① CI＝0.199，HI＝0.206ともに有意に正であることから，皆保険達成後にあっても歯科受診には，不平等，不公平がみられた．つまり歯科の受診は貧困層よりも富裕層に多くみられ，歯科診療のニードとは無関係なのだ．なかんずく貧困層は公的医療機関を，富裕層は民間医療機関を利用する傾向があった．

② 所得の多寡は富裕層の歯科受診を促進する大きな要因であり，ニード要因は貧困層の歯科受診を促進する要因であった．また，非ニード要因のひとつである医療保険の種類も重要な要素である．貧困層の公的医療機関の利用を促進したが，富裕層に対しては民間医療機関の利用をすすめる要因となっていた．

③ 歯科受診の自己負担額は保険適応外の治療と密接に関連しており，富裕層や首都圏在住者が民間クリニックで高額な自己負担をしている状況が認められた．

同様の傾向は，人口規模がわが国の約2倍で経済成長著しいインドネシアでもみられた[6]．

● 救世主になるか，少額医療保険

奇しくも2000年9月に発表された国連ミレニアム宣言では貧困と飢餓の撲滅，初等教育の達成，女性の地位向上に加えて妊産婦の健康改善が戦略目標とされた．具体的には2015年を達成期限とする8つのミレニアム開発目標がまとめられた．保健医療分野では乳幼児死亡率の削減，HIV/AIDS，マラリアなどの蔓延防止とともに，妊産婦死亡率の削減に向けて出産時の医療従事者の立会いや産前ケアの充実がはかられている．このなかでとくに母子保健分野は遅れがめだつ．発展途上国では産前ケアが喫緊のテーマのようだ．そこでひとつのヒントになるのが，バングラディッシュのNGOにおける少額医療保険の試みである．

実はバングラデシュの妊産婦死亡率は1990年

の出生10万対574から，2008年には同348に減少したという．

そもそもバングラデシュは世界の最貧国のひとつであり，2010年度の1人当りGDPは642米ドル（約51,400円），保健医療への政府支出も1人当り3米ドル（約240円）にすぎない．国民医療費の実に71%が民間支出であり，重い自己負担が受診を阻害しているという．このことが同国の母子保健の改善を阻む一要因と考えられる．そこで導入されたのが少額医療保険だ．

これは少額融資制度から派生したもので，今流行のソーシャルビジネスのひとつである．マイクロ・クレジットというと2006年のノーベル平和賞受賞者ムハマド・ユヌスの創始した金融サービスがつとに有名だ．貧困層，とくにいまも低い地位にあえぐ女性を主対象に事業資金を融資し，女性のエンパワーメントを通して貧困削減をねらう仕組みである．少額医療保険はこれを保健医療分野に応用したもので多くの国々に普及し，成功要因として貧困層に対する保険料と自己負担額の減免が指摘されている．しかし，その成功要因を厳密に実証した研究はなく，また，産前ケアにおける同保険制度の効果に関する実証研究も存在しない．

そこで本分野の国費留学生のイスラム・ムハマドトウヒドは，バングラデシュを代表するNGOゴノシャス・ケンドラが，加入者の社会経済状態に応じた減免措置をとっていることに着目し，当該減免による妊婦健診の受診促進効果を検証した[7]．

データは同国農村部で出産後1年以内の経産婦を2段階無作為抽出法で選定し，個別訪問面接調査法により同保険の加入者321名，非加入者271名から有効回答を得た．その統計解析は2段階推定法を採用し，第1段階では妊婦健診の受診経験の有無，第2段階では受診回数の要因を同定した．

その結果，非加入者を基準として社会経済状態が"最貧・極貧""貧困"の各層の加入者は受診経験率が有意に高く，"貧困""中間""富裕"の3層の加入者は有意に受診回数が多いことが判明した．これらの結果から，同保険への加入のみならず当該減免措置にも妊婦健診の受診促進効果があることが確認された．

たしかに本研究は単なるいちNGOの実証研究にすぎず回収された標本数もかぎられている．しかし，先行研究によれば，西アフリカ諸国でも少額医療保険の有用性は検証されている．同じく高い妊産婦死亡率に悩むタンザニアでは折からの地方分権に世界銀行が得意とするSWAP（Sector Wide Approaches）を組み合わせて問題解決をはかっている[8]．まさに開発経済学のアプローチが医療格差の解消に貢献しているのである．

実際，ビジネスの世界でも小さい元手で大きな収益を狙う金融的なレバレッジを社会効果にも当てはめる試みがはじまっている．そのひとつが個人の間で広がっている社会貢献債への投資である．

個人向けの国内販売額はすでに累計7,000億円を突破した．アジア開発銀行（ADB）など国際機関や海外の政府機関が発行し，その調達資金を途上国支援や環境対策などに充てる仕組みである．

社会貢献型の債券は世界銀行など高い格付けをもつ国際機関が発行することが多く，デフォルト（債務不履行）リスクが小さいことも投資のしやすさにつながっている．

日本で社会貢献債が本格的に出はじめたのは2008年で，大和証券が国際機関である予防接種のための国際金融ファシリティ（IFFIm）が発行する"ワクチン債"を手かけてから認知度が向上した．いまではワクチン債のほか，貧困層向けの無担保小口融資資金を確保する"マイクロファイナンス債"や水道整備に資金を充当する"ウオーター・サポート・ボンド"などにテーマが広がっている．

マネーゲームの暴走が引き起こした金融危機から5年あまり．ウォール街として社会とどう向き合うのか．あらたな自画像の描き直しは静かではあるが少しずつはじまっている．

これに対してわが国は格差是正を大義名分に，所得の再分配に傾いた民主党政権から自立・自助をベースとする"アベノミクス"による経済活性化に軸足を移したが，本研究の成果がすこしでも役に立てば幸いである．

文献

1) 川渕孝一著：医療再生は可能か．筑摩書房，2008．
2) 孟開：糖尿病入院治療を指標とする中国医療保険制度改革の医療費抑制効果に関する基礎的研究—遼寧省の3級綜合病院における一考察，海外社会保障研究，**156**：2006．
3) Bao-Rong, Y.：Influences of health insurance status on clinical treatments and outcomes for 4,714 patients after acute myocardial infarction in 14 Chinese general hospitals. *Journal of Medical and Dental Sciences*, **52**(2), 143-151, 2005.
4) Hong, X.：Factors related to the high Cesarean section rate and their effects on the "price transparency policy" in Beijing, China. *Tohoku J. Experimental Medicine*, **212**(3), 283-298, 2007.
5) Somkotra, T.：Is there equity in oral healthcare utilization：experience after achieving Universal Coverage. *Community Dentistry and Oral Epidemiology*, **37**(1)：85-96, 2009.
6) Maharani, D. A.：Inequity in Dental Care Utilization in the Indonesian Population with a Self-Assessed Need for Dental Treatment. *Tohoku J. Experimental Medicine*, **218**(3), 229-239, 2009.
7) Islam, M. T. et al.：The impact of Gonoshasthaya Kendra's Micro Health Insurance plan on antenatal care among poor women in rural Bangladesh. *BioScience Trends*, **6**(4)：165-175, 2012.
8) Kengia, J. T. et al.：Impact of health sector reforms on disparities in utilization of skilled birth attendants in Tanzania. *Tohoku J. Experimental Medicine*, **230**：241-253, 2013.

* * *

索引 （数字は該当章の冒頭頁を示します）

数字
1日当り定額払い ……………… 34
3面分析 ………………………… 1

A
ACG(adjusted clinical group) … 27
AMI …………………………… 54
AP-DRG ……………………… 13

C
CABG ………………………… 54
CMI(case mix index) ………… 27

D
DPC/PDPS …………………… 27
DRG/PPS ……………………… 27

I
ICD …………………………… 47

K
KAIZEN ……………………… 41

O
OTC医薬品 …………………… 81

P
P4P …………………………… 41
P4R …………………………… 41
PETがん検診 ………………… 81
PTCA ………………………… 54

R
RBRVS ………………………… 61

い
一物一価 ……………………… 7
医療格差 ……………………… 105
医療機関別係数 ……………… 27
医療費削減効果 ……………… 21
インプラント治療 …………… 68

う
齲蝕治療 ……………………… 54
うつ病 ………………………… 88

か
外保連試案 …………………… 61
外来化学療法加算 …………… 34
外来シフト …………………… 34
価格弾力性 …………………… 68
価格透明化政策 ……………… 105

き
規模の経済 …………………… 54
救急医療 ……………………… 95
急性期・回帰期・維持期 …… 100

く
クリニカルパス ……………… 47

け
傾向スコアマッチング ……… 21
原価 …………………………… 7

こ
後期高齢者 …………………… 13
効率性 ………………………… 81
高齢者透析 …………………… 13
国際比較 ……………………… 1
国民皆保険 …………………… 105
混合診療 …………………… 7, 68

さ
サーチコスト ………………… 68
再生医療 ……………………… 74
在宅シフト …………………… 100

し
歯科麻酔医 …………………… 61
時間価値 ……………………… 95
市場の失敗 …………………… 7
シックスシグマ ……………… 47
疾病管理 ……………………… 21
自由診療 ……………………… 68
終末期医療 …………………… 13
受診時定額負担制度 ………… 68
照会回数 ……………………… 95
少額医療保険 ………………… 105
症例数 ………………………… 54
心肺停止 ……………………… 95
診療・介護報酬同時改定 …… 100
診療報酬制度 ………………… 7
診療報酬点数表 ……………… 61

せ
生物学的治療 ………………… 88
政府の失敗 …………………… 7
セルフメディケーション …… 81

ち
地域間格差 …………………… 34

て
出来高払い方式 ……………… 7

と
ドクターズフィー …………… 61
特定健診・保健指導 ………… 21
特区 …………………………… 61

な
内因性疾患 …………………… 95

に
日本ミニマム創泌尿器科内視鏡外科学会
……………………………… 41
入院療法 ……………………… 88

は
範囲の経済 …………………… 100

ひ
光治療 ………………………… 88
ビッグデータ ………………… 47
費用対効果分析 ……………… 74

ふ
不公平 ………………………… 105
不平等 ………………………… 1
分子標的薬 …………………… 74

へ
ベンチマーク ………………… 47

ほ
保険外併用療養費 …………………… 74

ま
マネーフロー表 ………………………… 1

む
無作為比較化試験 …………………… 21

や
薬物療法 ……………………………… 88

り
リスク調整 …………………………… 41
リスクマネジメント …………………… 47
リハビリテーション ………………… 100
粒子線治療 …………………………… 74

量的効果 ……………………………… 54
リワーク ……………………………… 88

わ
ワクチン ……………………………… 81

*　　*　　*

【著者略歴】
川渕　孝一
1983年　一橋大学商学部商学科卒業
1987年　シカゴ大学経営大学院修士課程（MBA取得）修了
1989年　民間病院・企業を経て厚生省国立医療・病院管理研究所
　　　　（現在の国立保健医療科学院）医療経済研究部勤務
1995年　同研究所主任研究官
1996年　国立社会保障・人口問題研究所　社会保障応用分析研究部
　　　　主任研究官に併務
1998年　日本福祉大学経済学部経営開発学科　教授
2000年～　東京医科歯科大学大学院医療経済学分野　教授

"見える化" 医療経済学入門　　　ISBN 978-4-263-20675-1

2014年 6月10日　第1版第1刷発行
2017年10月10日　第1版第3刷発行

著　者　川　渕　孝　一
発行者　白　石　泰　夫
発行所　医歯薬出版株式会社

〒113-8612 東京都文京区本駒込1-7-10
TEL. (03) 5395—7622 (編集)・7616 (販売)
FAX. (03) 5395—7624 (編集)・8563 (販売)
URL http://www.ishiyaku.co.jp/
郵便振替番号 00190-5-13816

乱丁・落丁の際はお取り替えいたします.　印刷・三報社印刷／製本・明光社
© Ishiyaku Publishers Inc., 2017. Printed in Japan

本書の複製権・翻訳権・翻案権・上映権・譲渡権・貸与権・公衆送信権（送信可能化権
を含む）・口述権は，医歯薬出版（株）が保有します．
本書を無断で複製する行為（コピー，スキャン，デジタルデータ化など）は，「私的使用
のための複製」などの著作権法上の限られた例外を除き禁じられています．また私的使用
に該当する場合であっても，請負業者等の第三者に依頼し上記の行為を行うことは違法と
なります．

JCOPY ＜(社)出版者著作権管理機構　委託出版物＞
本書を複写される場合は，そのつど事前に(社)出版者著作権管理機構（電話
03-3513-6969，FAX 03-3513-6979，e-mail:info@jcopy.or.jp）の許諾を得てください．